# TRAITÉ

## DE LA

# LITHOTHLIBIE,

### NOUVELLE MÉTHODE

### D'ÉCRASEMENT DES CALCULS VÉSICAUX,

PAR

## Jⁿ Jʰ DENAMIEL,

DOCTEUR EN MÉDECINE, ETC., CHEVALIER DE LA LÉGION-D'HONNEUR

PARIS,
ADRIEN DELAHAYE, LIBRAIRE-ÉDITEUR,
PLACE DE L'ÉCOLE DE MÉDECINE.

1868.

# TRAITÉ

# DE LA LITHOTHLIBIE.

Imprimerie de Ch. Latrobe, rue des Trois-Rois, 1, à Perpignan.

# TRAITÉ

## DE LA

# LITHOTHLIBIE,

## NOUVELLE MÉTHODE

## D'ÉCRASEMENT DES CALCULS VÉSICAUX,

PAR

## Jn Jh DENAMIEL,

DOCTEUR EN MÉDECINE, ETC., CHEVALIER DE LA LÉGION-D'HONNEUR.

*Cito, Tuto et Jucunde.*

PARIS,

ADRIEN DELAHAYE, LIBRAIRE-ÉDITEUR,

PLACE DE L'ÉCOLE DE MÉDECINE, 23.

1868.

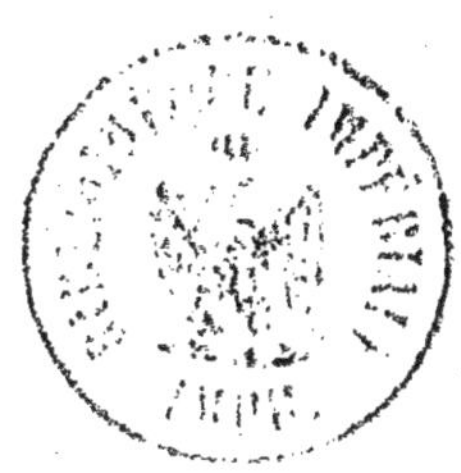

# PRÉFACE.

Dans la séance du 7 juin 1853, je déposai, à l'Académie Impériale de Médecine, mon mémoire sur *le diagnostic et le traitement des calculs vésicaux par le toucher seul ou combiné avec l'action du cathéter dans la vessie.*

La grande discussion sur la surdi-mutité remplissait alors toutes les séances de cette académie. Je ne pus pas prolonger mon séjour à Paris pour en attendre la fin et obtenir un tour de lecture.

L'Académie nomma MM. Malgaigne, Henri et Jobert de Lamballe pour lui rendre compte de mon travail.

Dans la séance du 13 de ce même mois, je lus à l'Académie des Sciences, la partie de ce mémoire concernant la *Lithothlibie.* MM. Velpeau, Lalleman et Civiale furent nommés commissaires.

Les comptes-rendus de cette académie, tome VI, n° 24, 13 juin, 1er semestre de 1853, pages 134, 135 et 136, contiennent l'analyse de ma communication, et en rapportent textuellement neuf des paragraphes principaux.

Le surlendemain, 15 juin, je lus aussi, à la Société de Chirurgie, une partie de ce mémoire. Les commissaires nommés furent MM. Chassaignac, Riché et Broca.

Les journaux de médecine et les revues scientifiques des journaux politiques, de cette époque, s'occupèrent longuement de mon nouveau procédé d'écrasement.

En 1854, j'envoyai au Bulletin Général de Thérapeutique Médicale et Chirurgicale, ma nouvelle observation du calcul vésical guéri, par la *Lithothlibie*, sur Antoine Aspart, avec quelques considérations à la suite.

Ce journal publia cette communication à la page 171 et suivantes du tome 47ᵉ, année 1854. Les autres journaux de médecine la reproduisirent textuellement ou en donnèrent des extraits très étendus.

Aujourd'hui, j'ai remanié la partie de mon mémoire qui concerne la *Lithothlibie*; je lui ai donné plus de développement, et je la livre à la publicité sous forme de traité.

Qu'est-il advenu de mes communications à ces sociétés savantes? je l'ignore. — Mon travail a-t-il été examiné par ces commissions? j'en doute. — Pourquoi? le voici :

J'avais une lettre d'introduction auprès de M. Malgaigne. Je fus très bien accueilli; mais je sortis peu satisfait. Faites, me dit-il, que je ne sois pas le rapporteur de votre mémoire; parce que vous n'auriez pas de rapport. C'était franc et net, mais c'était peu agréable. Il dut en lire l'impression sur mes traits ; car il s'empressa d'ajouter : ne voyez là rien de personnel pour vous; je serais au contraire disposé à me départir de ma règle de conduite, si je n'avais pris, depuis longtemps, une résolution irrévocable.

A mon entrée à l'Académie, continua-t-il, je faisais exactement les rapports qui m'étaient confiés. Je m'aperçus bientôt que c'était un motif pour qu'on m'en chargeât de préférence. Je résolus d'imiter mes collègues qui n'en faisaient pas; et voilà pourquoi — en me montrant les rayons de sa bibliothèque — ces cartons sont pleins de mémoires qui y dorment d'un sommeil, que je n'interromprai pas, et ceux-ci attendent une pareille proie.

J'avais aussi une lettre pour M. Jobert. Celui-ci fut plus aimable. J'en obtins une bonne promesse de faire incessamment, sur mon mémoire, le rapport dont il se trouvait chargé. En nous séparant, sur le perron de l'Hôtel-Dieu, où j'étais venu, sur son invitation, assister à une opération de fistule vésico-vaginale, je lui exprimais la crainte d'être oublié au fond de ma province. Non, me dit-il, il y a dans votre travail le sujet d'un joli rapport ; je vous promets de le faire; vous ne serez pas oublié. Promesse faite, mais non tenue.

Je raconte cela sans récrimination aucune, sans la moindre amertume. Plus jeune alors, je n'avais pas encore perdu l'illusion de penser qu'il suffit de présenter aux sociétés savantes un travail, qu'on croit bon, pour qu'elles s'en occupent avec l'attention et avec l'empressement qu'on désire. Je comprends aujourd'hui que l'académicien, renonçât-il à continuer les travaux qui lui sont chers, qui lui ont fait obtenir cette haute position, n'eût-il d'autre occupation que d'examiner la multitude des mémoires présentés, il lui serait impossible de suffire à la tâche.

Pourquoi m'étonnerais-je donc qu'un académicien, qui a les journées et les nuits trop courtes pour les travaux de l'hôpital, de sa pratique civile, du professorat, de ses propres travaux de cabinet, de ses devoirs de société et de famille, néglige ses devoirs de commissaire. Ainsi, il en a été; ainsi, il en sera; ainsi, il doit en être toujours.

Sans doute on voit bien, de loin en loin, quelques privilégiés du sort ou de la notoriété, déjà acquise, obtenir les honneurs du rapport et de la discussion; — *rari nantes in gurgite vasto;* — mais lorsqu'on est dans une situation plus modeste, il faut être moins difficile, et, sans se laisser décourager, il faut jeter, au vent de la publicité, toute vérité qu'on croit tenir. La graine fertile, que les vents emportent, tombe quelquefois sur une terre ingrate et y meurt; d'autres fois elle trouve un sol fécond et une main soigneuse qui la cultive et la fait fructifier. Ainsi devons-nous faire, et attendre, résignés, que notre idée se perde dans le tourbillon des publications, ou que, recueillie et propagée, elle procure à l'humanité le bien que nous voulions lui faire.

Rivesaltes, le 20 juin 1868.

# TRAITÉ

DE

# LA LITHOTHLIBIE.

Cità, Tutò et Jucundè.

Ce n'est pas seulement par les méthodes opératoires à instruments compliqués, à manœuvre difficile réservée aux habiles de l'art, que la chirurgie compte ses richesses; les méthodes à instruments simples, à manœuvre facile accessible à tous les praticiens, et, par là, à portée de tous les malades, tiennent aussi un rang utile et honorable parmi ses moyens curatifs.

C'est à ce dernier titre que je présente la Lithothlibie. Elle mérite, on le verra, l'épigraphe que je prends de ces trois mots : *Cità, tutò et jucundè*, — *vite, sans péril et avec le moins de douleur*, — dans lesquels les anciens ont résumé les conditions d'une bonne opération.

1

J'appelle Lithothlibie (de λίθος pierre, et de θλίϐω j'écrase) l'opération qui consiste à écraser le calcul dans la vessie, sans l'emploi d'instruments mécaniques.

Cette opération est fondée sur ces trois données :

1º Qu'il y a de très nombreux calculs tellement friables qu'ils s'écrasent sous la moindre pression ;

2º Que l'action des eaux alcalines sur le mucus, qui forme le ciment commun des éléments des calculs, amène leur ramollissement, les rend friables et produit la disgrégation de la masse ;

3º Que le bas-fond de la vessie, où vont se placer les calculs libres, où se trouvent ordinairement les calculs enchatonnés, est accessible aux doigts introduits dans le rectum.

Mais, avant d'entrer dans l'exposé de ma nouvelle méthode, voyons si la thérapeutique des calculs vésicaux, l'une des maladies chirurgicales réputées les plus meurtrières, laisse quelque désidératum, si l'opération que je propose se présentera utilement dans la science pour y remplir une lacune. C'est sur des autorités imposantes que je m'appuierai, dans cette appréciation, afin qu'elle ne soit pas suspecte de partialité.

« S'il est en chirurgie un sujet d'opérations qui, par son « utilité, son importance, ses difficultés et ses dangers, « se recommande fortement à la méditation de l'homme « de l'art, c'est assurément celui qui a pour objet la des-« truction des calculs urinaires. Aussi, extraction par les « plaies les plus variées, érosion ou broiement à l'intérieur « par des agents mécaniques, dissolution par des menstrues « chimiques, tous les moyens ont été tentés, ou du moins « entrevus et conseillés à diverses époques ; tous ont été

« su[cc](...)sivement entrepris, abandonnés, repris et modifiés
« de mille manières. Vingt volumes ne suffiraient pas pour
« contenir l'histoire des documents que l'on possède, sans
« tous ceux que le temps a laissés dans l'oubli. Partout on
« voit les générations de chirurgiens, se succédant comme
« un seul homme, toujours effrayés par l'incertitude ou la
« contradiction des résultats obtenus et toujours recom-
« mençant avec de nouveaux efforts, séduits par l'illusion
« que de nouveaux moyens amèneront des résultats meilleurs
« ou plus assurés. Partout on les voit étudier, à l'envi l'un
« de l'autre, les conditions anatomiques et pathologiques
« qui doivent influer sur le chiffre des succès et des revers;
« combiner d'après ces recherches mille nuances de procédés
« et inventer mille sortes d'instruments sur le mécanisme
« desquels ils fondent un espoir qui est toujours déçu,
« l'expérience montrant pour une même opération, après
« un certain temps, de grands succès obtenus par les uns,
« et par les autres de grands revers, de telle sorte qu'une
« certaine habileté instinctive des opérateurs semble avoir
« plus d'influence sur les résultats que la valeur des procé-
« dés en eux-mêmes. Enfin telle est encore l'incertitude qui
« règne à ce sujet dans les doctrines chirurgicales, qu'au-
« jourd'hui même, après l'emploi d'une méthode nouvelle
« — la lithotritie — dont l'application est si heureuse
« dans les cas simples, pour les cas compliqués, toujours
« si nombreux, on est encore à douter que l'art soit par-
« venu à se fixer; du moins peut-on dire qu'il n'existe point
« de préceptes fondamentaux acceptés de tous; les règles
« posées par les uns étant repoussées par les autres qui leur
« en substituent de contraires. » (BOURGERY, *Traité complet
d'Anat. de l'homme comprenant la méd. opér.*, t. VII, p. 226.)

Que pourrais-je ajouter à un tableau si bien tracé? Aujourd'hui comme en 1843, lorsque Bourgery écrivait, l'insuffisance des méthodes connues subsiste — je le démontrerai par la suite de mon travail; — aujourd'hui comme alors, l'art n'est point fixé; il n'y a pas de préceptes fondamentaux acceptés généralement; de part et d'autre on conteste la valeur des règles posées; aujourd'hui comme alors, il y a place pour un nouveau moyen de guérison.

En ceci, comme en tant d'autres sujets, il sera vrai, j'en ai la conviction, qu'en cherchant la véritable solution dans la multiplicité et la complication des procédés et des instruments, on n'aura pas aperçu celle que l'observation attentive des faits montrait, parce qu'elle était la plus simple. La Lithothlibie révèlera que la masse des calculeux peut être guérie par son intervention, simple et bénigne, dont nul n'avait vu la portée, ou, pour dire plus exactement, à laquelle nul n'avait songé.

Dans l'état actuel de la science, le traitement des calculs urinaires comprend un nombre considérable de sous-méthodes et de procédés qui se rangent sous trois chefs:

1º Extraction des calculs par une opération sanglante, appelée taille, cystotomie, lithotomie;

2º Destruction des calculs dans les cavités par des instruments mécaniques, sans moyens sanglants, appelée lithotritie;

3º Dissolution des calculs par des moyens chimiques, appelée lithontriptie, lithodialysie.

Quelle est la valeur de ces méthodes? Suffisent-elles au traitement sûr et sans danger des calculeux? Une revue rapide des succès et des revers de chacune, des difficultés et des dangers qui leur sont inhérents, va nous le faire connaître.

# APPRÉCIATION DE LA LITHOTOMIE.

Comme c'est en définitive par le nombre des succès et des revers qu'on peut apprécier sainement la valeur d'une méthode, c'est à la statistique que je vais demander, d'abord, ce que vaut la lithotomie, et je chercherai ensuite, dans les difficultés et les accidents de cette opération, l'explication de ces résultats.

Pour écarter tout soupçon d'erreur ou de prévention, je continuerai à en appeler aux auteurs les plus recommandables par des citations.

STATISTIQUE. — De 1719 à 1728, l'Hôtel-Dieu et la Charité, de Paris, ont fourni 812 calculeux sur lesquels il y a eu 251 morts; ce qui donne 1 sur 3 et $^1/_3$.

A l'hôpital de Norwich, dans l'espace de quarante-quatre ans, il y a eu 70 morts sur 506 opérés; soit en moyenne 1 sur 7 $^2/_{10}$. En divisant les 506 opérés en deux catégories, savoir : celle des enfants au-dessous de quatorze ans et celle des personnes au-dessus de cet âge, on arrive aux résultats suivants :

|  | Opérés. | Morts. | Rapport. |
|---|---|---|---|
| Enfants mâles au-dessous de 14 ans........ | 227 | 12 | 1 sur 19 |
| Adultes du sexe masculin.................. | 251 | 56 | 1 sur 4 $^1/_2$ |
| Enfants du sexe féminin au-dessous de 14 ans. | 8 | 1 | 1 sur 8 |
| Adultes du sexe féminin.................. | 20 | 1 | 1 sur 20 |

Cela confirme, quant à l'âge, que la taille réussit beaucoup mieux sur les enfants que sur les adultes; et, quant au sexe, sur la femme que sur l'homme. (BOURGERY, op. cit.)

Dupuytren a fourni un tableau qui comprend 356 faits pris, pendant dix ans, dans la pratique publique et dans la pratique particulière des hommes les plus distingués de Paris et de ses environs. Il y en a 312 du sexe masculin et 44 du sexe féminin. Les 44 femmes opérées ont fourni 5 morts et 39 guéris, soit 1 mort sur 9 opérés. Les 312 sujets mâles ont donné 256 guéris, 56 morts ou 1 sur 5 ½ environ. Les enfants de 3 à 15 ans ont fourni la proportion la plus avantageuse : 1 sur 11 ; elle est allée en décroissant pour les âges plus avancés. *(Dict. de Méd. et de Chir. prat.)*

Enfin le tableau de tous les documents connus pour les tailles pratiquées dans les divers temps, dans les divers pays et suivant tous les procédés, présente 6,259 opérés et 855 morts, en moyenne, 1 mort sur 7 ⅓.

« J'ai réuni exprès dans ce tableau, dit Bourgery, tous
« les documents connus ; voici donc le plus vaste relevé
« statistique que l'on ait fait en chirurgie, et sur l'une des
« opérations les plus fréquentes et les plus graves. En
« résultat, sur 6,259 malades opérés à divers temps et sous
« les climats les plus variés, 855 sont morts ; en moyenne,
« 1 mort sur 7,32 opérés. Toutefois en retranchant de ce
« tableau les succès trop exagérés de Méjean, Martineau,
« Pouteau, Vircel et surtout du Frère Jacques, dont on ne
« compte que les séries heureuses, il reste 844 morts sur
« 5,736 opérés, c'est-à-dire 1 sur 6,80. Assurément voici
« un résultat de statistique remarquable sous plus d'un
« rapport. Quant au résultat général, si l'on se rappelle que
« par approximation MM. Roux et Dupuytren évaluaient la
« léthalité de la taille à 1 mort sur 5 à 6 opérés ; Sanson
« à 1 sur 6 ; que M. Velpeau, qui a consigné, dans sa
« *Médecine Opératoire*, presque tous les faits précédents,

« mais sans avoir fait ces rapprochements, estime néan-
« moins que la taille cause la mort une fois sur six ou sept;
« en rapprochant ces évaluations du chiffre 7,32 donné par
« le tableau, on s'étonne d'y trouver si peu de différence;
« et si néanmoins le chiffre statistique donne un résultat
« plus heureux, nul doute qu'on ne doive l'attribuer aux
« documents eux-mêmes, où, s'il y a quelques faits omis,
« sans injustice ni prévention, on peut bien supposer que
« ce ne sont pas tant les succès que les revers ; ce qui
« rétablirait bien à peu près le chiffre réel entre cinq et
« six, comme l'avaient présenté Roux et Dupuytren. Et si
« maintenant on tient compte de ceux, un tiers au moins
« des survivants, qui sont affectés de récidive ou atteints
« d'infirmités, telles que fistules, incontinence d'urine, etc.,
« le nombre des sujets véritablement guéris se trouverait
« réduit d'autant. » *(Op. cit.*, p. 294.)

Une méthode qui entraine une mort sur cinq ou six opérations, et qui laisse à un tiers au moins des survivants des infirmités d'une telle gravité, ne saurait satisfaire. Elle appelle, on en conviendra sans peine, des moyens nouveaux et moins meurtriers pour le traitement des calculeux.

DIFFICULTÉS ET ACCIDENTS. — Les graves difficultés, les périlleux accidents qui amènent tant de revers sont nombreux. Dans le cours de mon travail, j'aurai à revenir et à m'appesantir sur chacun d'eux. Ici, je me bornerai à en présenter l'énumération.

Voici comment les grands chirurgiens et les auteurs les plus estimés apprécient les trois procédés de lithotomie restés en vigueur : la taille hypogastrique, la taille latéralisée et ses dérivés, et la taille recto-vésicale.

Taille hypogastrique. — « Si, comme Rousset, l'on
« distend la vessie par une injection préalable ou par
« la rétention forcée de l'urine, on expose le malade à de
« vives douleurs, à l'irritation violente et même à la rupture
« de la vessie. Si l'on pratique au périnée une incision
« préalable, l'opération en est rendue plus longue, plus
« compliquée, plus incertaine dans ses résultats, puisque la
« vessie est ouverte dans deux endroits et que deux foyers
« d'inflammation, au lieu d'un, sont établis dans son voisi-
« nage et dans ses parois. Cette irritation et ce danger sont
« encore augmentés lorsqu'on ne recourt à l'incision par
« dessus les pubis qu'après avoir inutilement et violemment
« cherché à extraire, par le périnée, des pierres trop volu-
« mineuses. Dans ces cas désespérés, il est difficile et rare
« que le sujet ne succombe pas. Ces réflexions ont depuis
« longtemps conduit M. Dupuytren à établir que si l'on veut
« conserver la taille hypogastrique comme méthode générale
« de pratiquer la lithotomie, il faut renoncer à diviser préa-
« lablement le col de la vessie et la prostate; et, pour le
« dire en passant, ce sera toujours un grave inconvénient
« attaché à la méthode latéralisée, que d'obliger assez fré-
« quemment à inciser le réservoir de l'urine par-dessus les
« pubis après des tentatives toujours accompagnées de
« douleur et d'irritation. L'incision de la vessie au-dessus
« des pubis expose à la lésion du péritoine, accident qui
« pour n'avoir pas été toujours mortel n'en est pas moins
« très dangereux. Cette méthode rend toujours très faciles
« les épanchements d'urine dans le tissu cellulaire pelvien,
« et, par suite, la formation d'abcès ordinairement mortels. »
(Begin et Sanson, *Méd. opér. de Sabatier*, revue sous les
yeux de Dupuytren, t. IV, p. 290 et suiv.)

Taille latéralisée. — « .... Combien d'écueils n'en-
« tourent pas le chirurgien pendant qu'il la pratique! A
« quels dangers le malade n'est-il pas exposé après son
« exécution! Elle a pour résultat une plaie dont le canal
« a depuis un pouce jusqu'à deux et trois pouces de pro-
« fondeur, au milieu de nerfs et de vaisseaux nombreux,
« à travers des tissus celluleux très irritables et suscep-
« tibles des inflammations les plus violentes et les plus
« graves. Ne pouvant être convenablement élargi avec l'ins-
« trument tranchant, à raison du voisinage des parties qu'il
« importe de ménager, le canal de cette plaie ne peut livrer
« passage aux tenettes et au calcul qu'autant qu'il est dis-
« tendu, tiraillé, froissé et souvent déchiré pendant les ma-
« nœuvres que l'on exerce à travers sa cavité. Les os qui
« bornent son extension rendent l'opération plus difficile
« encore, et forcent le praticien à presser et à confondre
« entre eux et l'instrument les parties qui doivent livrer
« passage au calcul...... Et, si l'on récusait une telle expé-
« rience, nous en appellerions aux résultats cliniques, qui
« démontrent que la fréquence des hémorrhagies et des
« inflammations, à la suite de l'opération de la taille par la
« méthode latéralisée, est si grande, qu'il succombe un
« malade sur cinq, ou même sur quatre, parmi ceux auxquels
« on la pratique. » (SABATIER, *op. cit.*, p. 302.)

Taille recto-vésicale. — « La méthode recto-vésicale
« a, d'autre part, des inconvénients qui lui sont propres;
« la mobilité des parties sur lesquelles elle est pratiquée
« offre des difficultés pour l'incision, que M. Pézerat a fait
« apprécier. Bien qu'elle offre une large voie, et une voie
« déclive aux urines, il ne faut pas croire qu'elle échappe

« à l'infiltration urineuse du tissu cellulaire du bassin. Bien
« plus, la cloison recto-vésicale, fatiguée par l'introduction
« des instruments ou par le passage de la pierre, peut être
« décollée, et ce décollement favorise l'épanchement d'urine,
« d'autant plus grave qu'il est situé au-dessus de l'aponé-
« vrose supérieure du périnée. La taille recto-vésicale est
« aussi suivie fréquemment de fistule urinaire, une fois sur
« quatre ou cinq. La blessure de l'un des canaux éjacula-
« teurs donne lieu à l'engorgement d'un testicule; il est
« arrivé que le péritoine a été ouvert. Le passage des ma-
« tières fécales dans la vessie a produit des catarrhes de
« vessie, quelquefois très graves. Enfin la mort est survenue
« assez souvent après cette méthode, pour que, sous le
« rapport de la léthalité, elle n'ait aucun avantage aux yeux
« des praticiens. » (LAUGIER, vº Taille, *Dict. de Méd.* p. 293.)

En résumant maintenant dans leur ensemble les difficultés et les accidents de toutes les tailles, on trouve un
effrayant tableau.

DIFFICULTÉS. — Il faut des connaissances anatomiques
bien précises et une main bien exercée pour oser promener
le bistouri, à travers le périnée, dans une voie qu'il doit
parcourir avec la plus grande précision, au milieu de nerfs
et de vaisseaux qu'il est si dangereux de léser, et pour se
frayer, sans déviation, un chemin sûr jusqu'au calcul, lorsque le moindre écart peut être cause d'accidents mortels;
lorsqu'une anomalie de conformation peut, malgré toute
habileté, faire léser une artère importante, le rectum, le
corps de la vessie; lorsqu'une légère déviation peut conduire
le lithotome et les tenettes dans une fausse voie; lorsque le

volume du calcul, impossible à déterminer d'avance avec quelque exactitude, par le cathétérisme, peut s'opposer à son extraction par la taille périnéale commencée, et qu'il faut instantanément recourir à la taille hypogastrique, ou essayer de le briser par des manœuvres que la sensibilité des organes ne subit pas impunément.

Il n'appartiendra toujours qu'à des chirurgiens spécialistes, ou à ceux qui pratiquent dans les grands hôpitaux, d'entreprendre une opération entourée de tant d'écueils, et la statistique vient de nous apprendre combien, malgré toute l'habileté de ces opérateurs, les revers sont nombreux et combien il importe de restreindre l'application d'une opération si périlleuse.

ACCIDENTS. — La syncope et les convulsions, si fréquentes avant l'emploi des anesthésiques, causées par la douleur et par les terreurs du malade pendant l'opération, et quelquefois même par ses préparatifs effrayants; l'épuisement nerveux par la douleur, — j'ai vu succomber, à Perpignan, un enfant de huit ans, quelques heures après une taille périnéale, dans laquelle j'assistai un confrère, le docteur Ribell; l'autopsie ne nous montra d'autre cause plausible de cette mort rapide que l'épuisement nerveux, bien que l'opération n'eût pas été des plus laborieuses; — l'hémorragie externe ou interne; la cystite, le phlegmon qui, d'après Boyer, fait périr les trois quarts des malades, et qui peuvent, l'une et l'autre, survenir dans les cas les plus simples comme dans les cas les plus compliqués; la péritonite, l'inflammation des reins, les fistules urinaires, l'incontinence d'urine, la paralysie de la vessie, l'impuissance, forment le nombreux et redoutable cortége de la taille.

Ces terribles accidents, ces morts si fréquentes, sont-ils toujours encourus avec nécessité, pour se faire délivrer d'une pierre qui existe réellement? hélas, non, il faut bien l'avouer! Que de tristes et fatales erreurs! Que de sujets taillés pour des calculs qu'ils ne portaient pas! Quels dangers, avec une telle opération, pour une erreur de diagnostic si facile à commettre!

« C'est par suite d'erreurs de cette nature (l'auteur parle « des erreurs du cathétérisme) que nombre de malades ont « été taillés, chez lesquels on n'a pas trouvé de pierre, et « cela, sans que l'on puisse arguer de l'inexpérience ou de « l'inattention du chirurgien, car ce malheur est arrivé à « des hommes du plus grand mérite, Chéseldeu, Leblanc, « Desault, etc.; Samuel Cooper cite sept exemples du même « genre; Moreau en a rassemblé un bien plus grand nombre; « Velpeau en signale quatre, parmi lesquels, il est pénible de « le dire, deux opérés ont succombé; enfin telle est la puis- « sance de l'illusion, en pareil cas, qu'il est peu de chirur- « giens qui n'aient par eux-mêmes connaissance de quelque « funeste méprise de ce genre. » (BOURGERY, *opér. cit.*, p. 230.)

Qu'on ne s'y méprenne pas cependant! Je ne viens pas soutenir que la lithotomie, quoique dangereuse à ce point, doit être totalement proscrite; non. Et, néanmoins, n'oublions pas qu'Hippocrate faisait engager, par serment, ses disciples à ne point l'entreprendre.

Je dis seulement que son emploi doit être restreint dans les limites de la plus stricte nécessité; qu'il faut lui substituer, pour la généralité des cas, une opération plus inoffensive, aussi efficace et moins périlleuse; que si la taille était autrefois l'unique ressource des calculeux, et s'il fallait y recourir, malgré sa léthalité, pour préserver au moins un certain nombre d'entre eux de la mort qui les attendait, aujourd'hui que la science possède d'autres moyens moins meurtriers, elle doit, de méthode générale, devenir méthode exceptionnelle, ressource dernière, lorsqu'il ne reste au malade d'autre chance, d'autre moyen d'éviter l'issue mortelle à laquelle sa maladie l'entraîne inévitablement, *quandò meliùs est anceps quàm nullum experiri remedium.*

## APPRÉCIATION DE LA LITHOTRITIE.

« Dans les premiers moments qui suivirent l'invention
« de la lithotritie, dit Marjolin, on croyait avoir échappé à
« tous les dangers si graves de l'opération de la taille;
« malheureusement l'expérience n'a pas tardé à venir dé-
« montrer le peu de fondement de cette espérance, en
« déroulant aux yeux de l'observateur la longue série d'acci-
« dents qui, comme ceux de la lithotomie, déterminent si
« souvent la mort. » *(Dict. de Méd. etc.,* t. XVIII, p. 169.)

Ce qui était vrai lorsque Marjolin écrivait, l'est encore aujourd'hui, à peu près au même degré, malgré les perfectionnements, les changements incessants apportés par les chirurgiens lithotritistes à leurs instruments si nombreux et si compliqués, parce que la plupart des accidents de cette opération sont inhérents à ses manœuvres.

Comme je viens de le faire pour la lithotomie, j'en appellerai d'abord à la statistique, puis aux difficultés et aux accidents de l'opération.

Statistique. — Civiale, dans les tableaux présentés à l'Académie des Sciences, divisa en deux séries les 429 calculeux traités par lui. Les 244 opérés de la première série fournirent 236 guéris, 5 morts et 3 qui continuèrent à souffrir quoique complétement débarrassés. Des 185 individus de la seconde série, chez lesquels la lithotritie avait paru difficile ou impossible, 88 avaient été taillés, et 97 avaient conservé leur pierre, soit qu'ils n'eussent pas voulu se soumettre à la lithotomie, soit que leur situation contre-indiquât toute opération.

Civiale prétendait que les manœuvres pratiquées sur ces 97 malades n'avaient été que des explorations et non des opérations; mais Marjolin assimile, avec raison, ces explorations à des tentatives d'opérations, parce qu'on ne peut établir de différences tranchées entre l'opération et les explorations avec des instruments qu'on fait manœuvrer dans la vessie, qui saisissent le calcul, apprécient ses diverses manières d'être, et fatiguent les organes urinaires; il en conclut qu'au lieu de 244 opérations, comme le veut Civiale, il faut en compter 341, qui n'ont donné que 236 guérisons. C'est aussi l'opinion de Velpeau.

D'après une statistique fournie par M. Ledain, 206 opérés, divisés en 5 séries, ont donné 108 guérisons, 80 morts et 18 malades qui ont gardé leur pierre, soit environ 5 malades guéris pour 4 morts. Résultat bien différent de celui de Civiale.

Heurteloup prétendit avoir 37 guérisons parfaites et 1 mort sur 38 malades. Résultat magnifique, s'il n'était en dehors de toute vraisemblance. Mais des chirurgiens anglais dignes de foi, Brodie, Liston, Ch. Bell, etc., rapportèrent que plusieurs de ces opérés que Heurteloup croyait avoir guéris s'étaient présentés, dans divers hôpitaux de Londres, portant encore leur calcul ou divers fragments.

Leroy annonçait n'avoir perdu que 11 malades sur 116 opérés ou 1 sur 10; Bancal disait en avoir guéri 22 sur 23 opérés. Mais on n'a pas tenu ces résultats pour exacts.

Velpeau rapporte que, sur 12 malades, il a eu 6 guérisons par la lithotritie, que 3 ont dû être taillés après avoir été soumis en vain à la lithotritie, et que 3 sont morts. Ainsi, entre les mains de ce chirurgien si distingué, la lithotritie n'a guéri que la moitié des opérés; pour un quart elle a été impuissante, et pour l'autre quart elle a été mortelle. Ce résultat est celui qui donne probablement la mesure la plus juste de la valeur de la lithotritie. Les difficultés et les accidents de cette opération nous confirmeront dans cette opinion.

DIFFICULTÉS ET ACCIDENTS. — Je me bornerai, comme pour la lithotomie, à en faire ici l'énumération, devant les passer en revue plus tard.

Pendant l'opération, ce sont :

1o L'engorgement, la déformation, la rupture des instruments dans la vessie, qui ont mis les opérateurs dans la nécessité de pratiquer la taille pour les retirer; de faire en même temps deux opérations dont chacune, faite seule, est déjà si souvent mortelle, et de doubler ainsi les chances de mort. Leroy, Hervez de Chegoin, Blandin, etc., ont éprouvé ces graves difficultés;

2o La perforation de la vessie; on y est, il est vrai, moins exposé avec les instruments à pression et à percussion qu'avec ceux à perforation;

3o Le pincement et la déchirure de la muqueuse vésicale surtout au voisinage du col et de la portion prostatique;

4° Les déchirures des diverses portions de l'urètre par des instruments trop volumineux, par l'extraction des fragments et par les brusques mouvements des malades;

5° La lésion de la muqueuse vésicale par les éclats de la pierre.

Après l'opération, ce sont :

1° L'urétrite, ordinairement bénigne;

2° Les infiltrations urineuses et les fistules urinaires, suites fort graves des déchirures;

3° L'orchite qui doit être guérie avant de continuer les séances, si on ne veut s'exposer à la voir se terminer par suppuration;

4° L'inflammation de la prostate dont on ne réussit pas toujours à prévenir la suppuration;

5° La cystite assez grave parfois pour déterminer la mort;

6° L'inflammation des uretères et des reins; complication des plus funestes pour la lithotritie comme pour la lithotomie;

7° L'enclavement des fragments dans le canal de l'urètre. Accident fâcheux à cause des douleurs qu'il fait éprouver, du temps qu'il faut employer pour les extraire ou pour les broyer et des incisions qu'ils exigent quelquefois;

8° Les accès de fièvre assez fréquents après les premières séances;

9° La douleur, souvent très vive et insupportable, provenant d'une grande sensibilité des organes et surtout du redressement violent que les instruments font subir à la partie courbe du canal;

10° Les accidents nerveux résultant quelquefois des vives douleurs et des angoisses du malade, et pouvant amener rapidement la mort, comme Leroy en cite des exemples.

Voyez en quels termes Bourgery résume les indications et les contre-indications de cette opération :

« On peut dire, en thèse générale, que la lithotritie est
« applicable chez tous les individus adultes ou vieux dont
« la constitution n'est pas détériorée, chez qui les reins ne
« sont pas malades; dont la vessie n'est pas affectée de ra-
« cornissement, d'hypertrophie, de paralysie ou d'irritation
« chronique accompagnée d'une grande sensibilité, d'ulcé-
« rations, de cancers, et ne contient qu'un ou deux calculs
« peu volumineux et d'une dureté peu considérable; enfin
« dont la prostate n'est pas engorgée ou l'urètre considéra-
« blement rétréci.

« On la regarde comme peu applicable chez les enfants
« dont l'urètre, par ses dimensions, ne permet pas encore
« l'introduction d'instruments assez volumineux pour offrir
« la résistance convenable. » *(Oper. cit.*, p. 247.)

Le champ de la lithotritie qui paraissait devoir être illimité se trouve donc circonscrit dans des bornes bien étroites, car ils sont peu nombreux les calculeux, exempts de quelqu'une de ces complications, qui puissent se présenter dans des conditions vraiment favorables pour le succès de cette opération.

Qu'on aille, d'inventions en inventions : des instruments à perforations successives des calculs à ceux de leur évidement, du centre à la circonférence; puis, à ceux de leur usure, de la circonférence au centre; ensuite, à ceux de leur brisement direct, d'abord par la pression seule, en second lieu par la percussion seule, et enfin par la pression et la percussion réunies; on parviendra, je l'admets, à amoindrir, dans une certaine mesure, la longueur et les difficultés de la lithotritie; mais on n'arrivera pas à faire

2

disparaître les vices et les dangers qui sont dans son essence.

Toujours il faudra faire à tâtons et en aveugle des manœuvres d'une délicatesse et d'une difficulté excessives, très irritantes, très douloureuses, très longues et très périlleuses, avec des instruments, qu'à cause de leur complication et de leur fragilité, on sera sans cesse exposé à voir se fausser et se briser dans la vessie.

Je me souviens de la comparaison, triviale sans doute, mais parfaitement juste et caractéristique, par laquelle j'entendis le célèbre Boyer juger et condamner les manœuvres de la lithotritie.

C'était en 1827, presque à la naissance de cette méthode, pendant sa visite dans une des salles de la Charité, en passant devant un lit où se pratiquait cette opération : « Je vois « bien, dit ce grand chirurgien, la queue de la poêle, mais « je ne puis pas voir comment marche la friture. »

Un autre reproche que je fais à la lithotritie, c'est qu'elle est destinée à rester presque exclusivement le domaine des chirurgiens spécialistes, pratiquant dans les grandes cités, à cause des difficultés de sa manœuvre, du nombre et du renouvellement des instruments qu'elle exige. Jamais elle ne pourra se vulgariser et entrer dans la pratique du commun des médecins. J'en offre un exemple personnel.

En 1828, avant de quitter Paris, je m'étais muni, chez Charrière, de l'instrument de Civiale et je m'étais exercé à sa manœuvre dans l'amphithéâtre de la Pitié. Ce ne fut qu'en 1835 que j'eus occasion de pratiquer la lithotritie, tant les calculeux sont rares ici.

En avril, M. F... B..., demeurant à Rivesaltes, alors âgé

de vingt-quatre ans, me consulta pour des difficultés et des douleurs qu'il éprouvait en urinant et après avoir uriné. Son état général et celui des voies urinaires étaient bons. Je m'assurai par le cathétérisme, combiné avec le toucher par le rectum, que la prostate était saine et qu'il existait dans la vessie un calcul libre, que je jugeai avoir le volume d'une petite noix.

Le malade ayant été convenablement préparé, j'attaquai le calcul, dans trois séances, à quelques jours d'intervalle l'une de l'autre. Je le saisis, quelquefois avec assez de difficulté, et quelquefois je faillis pincer le col de la vessie, ayant trop retiré la canule. Je fis huit perforations, dans ces trois séances, et deux fois je tombai dans des trous que je venais de faire.

Aux premiers tours du foret, dès qu'il était mis en contact avec la surface du calcul, il ressautait comme s'il avait agi sur les aspérités d'une râpe. Cette première couche traversée, il avançait lentement, avec difficulté, mais sans secousses.

Après chaque séance, le malade rendit avec ses urines un détritus gris-foncé et pulvérulent mêlé de fragments imitant, par la forme et par la couleur extérieure et intérieure, des moitiés de petits grains de poivre.

Il était évident que j'avais à combattre un calcul mûral, et, bien avisé, j'aurais dû m'arrêter dès la première séance, car je ne pouvais venir à bout d'une pierre de cette nature avec cet instrument. Une irritation de la vessie avec fièvre qui céda aux bains et aux boissons émollientes, survenue après la troisième séance, me détermina à cesser mes manœuvres par ce procédé.

Mais je n'avais que cet instrument. La rareté des opérations à faire ne m'encourageait pas à m'en procurer d'un autre genre. Je n'aurais pas d'ailleurs pu m'exercer à cette manœuvre nouvelle, et je ne me serais pas permis d'entreprendre l'opération sans m'y être familiarisé.

Aucun autre médecin ne pratiquant la lithotritie dans notre contrée, le malade avait à opter entre la taille, que j'aurais faite par le procédé bilatéral, auquel je donnais la préférence, parce qu'il ouvre la plus large voie et avec des dangers moindres, parce que je l'avais vu pratiquer à l'Hôtel-Dieu, par Dupuytren, avec plus de succès que les autres procédés, dans les divers hôpitaux de Paris et dans celui de Montpellier, et parce que je m'étais exercé à sa manœuvre; mais le malade refusait de se soumettre à la lithotomie; il avait à opter, dis-je, entre la taille, ici, et un voyage à Paris, pour s'y livrer à un chirurgien ayant des instruments plus puissants et plus expéditifs que le mien.

Il prit ce dernier parti, et il alla se confier aux soins de M. Amussat. Ce chirurgien spécialiste dut employer six séances au broiement de ce calcul, malgré les bonnes conditions dans lesquelles mes huit perforations l'avaient mis. La dernière séance fut suivie d'une orchite avec fièvre violente et délire. Elle céda cependant aux antiphlogistiques.

Cette observation montre, d'abord, que ce malade n'a pas pu trouver la guérison, dans sa contrée, par la lithotritie; qu'il a dû recourir à grands frais et au loin, à l'habileté particulière d'un médecin spécialiste, ressource qui n'est pas à la portée du commun des calculeux; et, en second lieu, que si par la lithotritie on est venu à bout d'un calcul mûral, ce n'a été qu'après neuf séances, au prix d'accidents non mortels, il est vrai, mais graves, sur un sujet bien disposé, d'une bonne constitution, d'une bonne santé et ayant ses organes urinaires sains; conditions qui se trouvent rarement réunies.

Je termine par une dernière remarque cet examen critique de la lithotritie.

On conteste les résultats statistiques fournis par les lithotritistes comme entachés d'exagération pour les succès, et on leur oppose d'autres chiffres diminuant singulièrement la proportion des guérisons. Pour moi, tout en combattant les prétentions des chirurgiens qui voudraient faire adopter la lithotritie comme méthode à peu près générale, et en prouvant que les cas où elle peut être employée sont plus bornés qu'ils ne le disent, je n'hésite pas plus à croire aux succès qu'ils annoncent qu'aux revers qu'on leur oppose, parce que les guérisons ont été obtenues, pour la majeure partie, sur ces nombreux calculs friables que la lithothlibie aurait détruits sans entraîner les accidents, sans faire courir aux malades aucun des dangers inhérents à la lithotritie, sans causer la mort des opérés; et parce que les revers sont dûs à la rencontre des calculs d'oxalate de chaux pur ou à grande prédominance, et à la mauvaise disposition des malades, contre-indications formelles que les opérateurs ont eu le tort de ne pas respecter, lorsque déjà la fragilité de leurs instruments et l'irritation funeste de leurs manœuvres leur commandaient tant de prudence.

# APPRÉCIATION DE LA LITHONTRIPSIE

## OU LITHODIALYSIE.

Ce que j'ai à dire de la valeur réelle et incontestable de la lithontripsie rentre dans la démonstration de la deuxième des propositions sur lesquelles je fonde la lithothlibie. Je dois y renvoyer pour éviter les redites. Il me suffit d'énoncer ici qu'il ressortira avec évidence de cette démonstration que la lithontripsie peut, employée seule, dissoudre et détruire beaucoup de calculs urinaires, et que la lithothlibie, secondée par elle, laissera peu de calculeux dans la dure et périlleuse nécessité de recourir à la lithotritie ou à la lithotomie.

Pourquoi certains esprits continueraient-ils à révoquer en doute l'efficacité des lithontriptiques, lorsque tant de médecins d'un grand savoir, que je citerai, l'attestent comme résultat de leur observation et de leurs expériences? Il me semble que plus de foi et plus de modestie siéraient à tous, envers ces hommes distingués ; l'incrédulité pour l'œuvre de nos devanciers préparerait mal la postérité à accepter la nôtre.

Peut-être cette foi absolue des uns, ce doute et cette négation des autres tiennent-ils à une généralisation exagérée des faits respectivement observés. Ceux qui ont expérimenté, avec succès, l'efficacité des lithontriptiques n'ont vraisemblablement pas tenu assez compte des calculs d'oxalate de chaux, et de ceux où il entre en grande proportion, tous plus ou moins rebelles à la dissolution; tandis que ceux qui contestent sa valeur à la lithontripsie ont méconnu sa puissance sur les calculs où le mucus abonde. Il y a eu de plus, chez les lithotomistes, leur amour pour la puissance du bistouri et pour la dextérité de leur main, qui les conduisaient, presque toujours avec rapidité, à leur but, l'extraction, mais non sans un péril, dont leur prévention les empêchait de tenir assez grand compte.

Peut-être aussi n'a-t-on pas remarqué que les liquides

lithontriptiques opèrent dans la vessie, non seulement par leur composition chimique, mais encore par leur température, par leur quantité et par leur courant incessant, et que l'élaboration qui se fait dans le corps, par ces quatre moyens agissant simultanément, est bien plus puissante que celle qui se fait, au dehors, dans les appareils du chimiste.

La conclusion à tirer de la revue critique que je viens de faire des méthodes employées aujourd'hui pour le traitement des calculeux est celle-ci :

La taille et la lithotritie employées presque seules, actuellement, pour la guérison des calculs urinaires, sont l'une et l'autre difficiles, périlleuses, praticables seulement par un petit nombre et non par le commun des médecins; elles ne sont applicables avec de moindres dangers que dans les cas rares où la maladie est exempte de complications; même alors, elles sont douloureuses, dangereuses et fréquemment mortelles; dans l'état actuel de la science, on est réduit à les employer pour des cas nombreux qui pourraient être guéris par une méthode plus facile, plus simple, plus expéditive, nullement périlleuse, praticable partout et par tous les hommes de l'art. Cette méthode, que l'humanité réclame, que la pratique attend, se trouve dans la lithothlibie, comme je vais le prouver par la démonstration de mes trois propositions.

# PREMIÈRE PROPOSITION.

**Il y a de nombreux calculs très mous, tellement friables qu'ils s'écrasent sous la moindre pression.**

Cette proposition se prouve par l'expérience et par les enseignements des lithotomistes, des lithotritistes et des chimistes.

Pour les lithotomistes, cette friabilité est un écueil dans le temps de l'opération qui consiste à saisir le calcul avec les tenettes et à l'extraire : de là le précepte, bien recommandé par tous, de ne pas le serrer.

« Il y a d'autres calculs qui sont *si fragiles, si friables,* « *qu'ils se brisent au moindre attouchement.* L'extraction « de ces derniers est extrêmement difficile. » (CHOPART, tome II, p. 441.)

« Parmi les calculs, dit Boyer, *les uns se brisent et* « *s'écrasent sous le plus léger effort,* quelques-uns même « *par le simple contact de l'instrument destiné à les ex-* « *traire...* Malgré toutes les précautions que l'on peut prendre « pour conserver la pierre entière, en la chargeant avec les « tenettes, il arrive souvent *qu'elle se brise en morceaux* « *plus ou moins gros, et quelquefois qu'elle s'écrase entière-* « *ment et se réduit en sable ou en bouillie.* » (Malad. chir., t. IX, p. 289 et 403.)

« Sabatier dit aussi : il y a des pierres fort dures, tandis « que d'autres sont *molles et friables* et se brisent *au moindre* « *attouchement.* Celles-ci donnent beaucoup de peine à les

« extraire. J'ai taillé *plusieurs fois* des malades qui avaient
« des pierres de cette espèce, et, comme *leur volume était*
« *assez considérable*, j'ai été obligé de reporter plusieurs fois
« les tenettes dans la vessie, et, en quelques circonstances,
« de différer l'extraction de plusieurs morceaux à un temps
« plus favorable, pour ne pas trop fatiguer les malades. »
*(Méd. opér.*, t. IV, p. 200.)

S'il était besoin de multiplier ces citations, je n'aurais
qu'à puiser dans tous les traités de chirurgie et de médecine opératoire, sans exception.

Voilà donc des calculs d'un volume *assez considérable*
se présentant *souvent, si mous, si friables*, qu'ils s'écrasent
*au moindre attouchement, au simple contact de l'instrument*
*destiné à les extraire, sous le plus léger effort.* Mais ceux-là,
quoique très friables, ont cependant été assez consistants
pour résister jusqu'à ce moment de l'opération où ils sont
pris par les tenettes.

A cette espèce, il faut ajouter celle des calculs, plus
friables encore, qui, reconnus par le cathétérisme explorateur lors du diagnostic, n'ont plus été trouvés au moment
où le chirurgien allait commencer l'opération, et quelquefois,
hélas! quand il l'avait faite sans explorer de nouveau la
vessie, parce que, friables à l'excès, le simple attouchement
du cathéter les avait disjoints, et que leurs débris avaient
été rendus à l'insu du malade et du chirurgien, dans les jours
écoulés entre le diagnostic et l'opération. (Voir le passage de
Boyer, rapporté aux réflexions qui précèdent mes Observat.)

De là est venu le précepte formel qu'un chirurgien prudent, qui sait que la vie est souvent compromise par l'opé-

ration qu'il va faire, ne doit jamais opérer avant d'avoir soumis la vessie du malade à une nouvelle exploration, au moment même où le sujet mis en place va être taillé. Des chirurgiens très habiles, faute de s'être soumis à ce précepte, ont taillé des individus qui n'avaient pas de pierre et, ce qui est affligeant, qui sont morts de l'opération. D'autres mieux avisés, faisant ce nouvel examen et ne retrouvant pas la pierre qu'ils avaient reconnue antérieurement, ont dû renoncer à la taille qu'ils étaient sur le point d'exécuter. Dupuytren a déclaré s'être trouvé lui-même plusieurs fois dans ce dernier cas. (*Dictionnaire de Médecine,* art. Cystotomie.)

Voilà les enseignements que nous donnent les lithotomistes sur la friabilité des calculs.

Que nous apprennent, de leur côté, ceux qui opèrent par la lithotritie? Ne nous disent-ils pas aussi qu'il arrive *souvent* que les séances d'exploration deviennent des séances décisives et qu'elles guérissent le malade à son insu et à sa grande satisfaction; que le malade apprend en même temps qu'il avait la pierre et qu'il en est débarrassé? (Voir les écrits de tous les lithotritistes.) N'est-ce pas lorsque leur instrument rencontre ces pierres *si molles, si friables,* qui se brisent *au moindre attouchement, à la plus légère pression,* dont les lithotomistes viennent de nous parler?

Il n'est pas un auteur ayant écrit sur la lithotomie ou sur la lithotritie qui ne dise ces faits. Nul cependant ne les a recueillis dans un but statistique, de sorte qu'il n'est pas possible aujourd'hui d'établir, par des chiffres, la proportion dans laquelle ces calculs se présentent. Ce sera l'œuvre de l'avenir par la propagation de la lithothlibie.

Si la statistique nous fait défaut, il n'en demeure pas moins acquis par ces témoignages, non suspects à coup sûr, des opérateurs par la lithotomie et par la lithotritie, que les pierres friables au point de se briser au moindre attouchement, au simple contact de l'instrument se présentent *souvent*, par conséquent que les cas pour l'application de la lithothlibie *seront fréquents* et qu'elle est destinée à devenir une opération usuelle.

Mais ce n'est pas à cette classe seule de calculs que la lithothlibie sera applicable ; il en est encore un grand nombre, parmi ceux qui ont plus de consistance, dont elle procurera la guérison. Ici, je puis m'appuyer sur la statistique et préciser les cas de son application.

Proust, dans son Traité de la Gravelle, etc., donne, en tableau, les résultats de l'analyse de 823 calculs des collections de Hunter, des hôpitaux de Norwich, de Guy, de Manchester et de Bristol, que leur consistance avait permis de conserver entiers ou par fragments assez volumineux.

Voici le classement qu'on peut faire de leur nombre proportionnel, sous le rapport de la lithothlibie.

En première ligne se placent les calculs composés de phosphates et de plusieurs éléments. Ils sont généralement fragiles et friables de prime abord, et sans le secours des eaux alcalines. Ils forment les $^{25}/_{100}$ du tableau (202 sur 823).

Il convient de remarquer que le calcul fusible ou mixte (phosphate ammoniaco-magnésien combiné avec le phosphate de chaux) n'entre que pour 91 dans ces 202 calculs de phosphates, et pour $^1/_9$ seulement dans cette collection, tandis que, suivant Marcet, il est le plus fréquent après le calcul d'acide lithique. Or, d'après Fourcroy et Vauquelin, les calculs d'acide lithique forment le quart (150 sur 600) des calculs analysés par eux, et, d'après le tableau de Proust, plus du tiers (294 sur 823) de ces collections. Le calcul fusible devra donc se rencontrer habituellement dans une proportion encore plus grande que ne le comporte le tableau de Proust, et il accroîtra d'autant le nombre des calculs de cette première classe. Eh bien, suivant Marcet, les calculs fusibles sont moins consistants que ceux des autres espèces. Ils ressemblent à une masse de chaux, d'apparence spongieuse, *très fragile, s'écrasent facilement*, se séparent quelquefois en lames, blanchissent la main comme de la craie, et prennent un accroissement très considérable.

En deuxième rang viennent, d'abord, les calculs d'acide lithique qui forment les $^{35}/_{100}$ des calculs de Proust. Ceux-là soumis, pendant un ou deux jours, à l'action d'une lessive alcaline assez faible pour pouvoir être supportée dans la bouche, se dissolvent. Après eux, se placent les calculs alternants et mixtes qui ne contiennent pas d'oxalate de chaux; ils forment plus du tiers des calculs de cette espèce (68 sur 186) et les $^{8}/_{100}$ de la collection : ils se dissolvent aussi par les alcalis et les acides. — Les calculs de cette classe, d'acide lithique, alternants et mixtes, sont, en majeure partie sinon en totalité, attaquables par la lithothlibie, mais seulement après qu'ils ont été ramollis par les lithontriptiques. Ils composent ensemble les $^{43}/_{100}$ des calculs de Proust.

Dans une troisième classe se rangent les calculs d'oxalate de chaux, ou mûraux, qui constituent les $^{11}/_{100}$ de cette collection (113), et tous ceux dans la composition desquels l'oxalate de chaux entre dans une proportion notable, c'est-à-dire un peu moins des deux tiers des calculs alternants (118 sur 186) et les $^{15}/_{100}$ de la collection Proust.

Civiale assure que les calculs mûraux ne sont pas toujours très durs. Il donne à l'appui *(Gaz. Méd.*, 1833, p. 448) l'observation d'un calcul de cette nature existant depuis deux ans, qui fut excessivement friable et qu'il broya en deux séances. On peut donc admettre qu'une partie au moins de ces calculs cédera à la pression lithothlibique, après l'usage des lithontriptiques.

Mais, je veux accorder, pour ne pas mériter le reproche de faire la part trop large à ma méthode, que ces $^{29}/_{100}$, que toute la classe des calculs mûraux, sans exception, soit inattaquable par la lithothlibie, même aidée par les alcalins; il n'en demeurera pas moins très satisfaisant de pouvoir guérir immédiatement, par cette nouvelle méthode, les $^{35}/_{100}$, et médiatement, après l'emploi des lithontriptiques, la majeure partie des $^{45}/_{100}$ des calculs composant l'autre classe. Ne perdons pas de vue en outre que ces $^{68}/_{100}$ se grossissent encore de tous les calculs qui, n'ayant pas été assez résistants, n'ont pas pu être conservés et ne sont pas compris dans le tableau de Proust, de tous ceux qui forment cette première classe, dont le chiffre est indéterminé encore, *qui se brisent au moindre attouchement, au simple contact de l'instrument; qui s'écrasent entièrement et se réduisent en sable ou en bouillie; qui se présentent souvent, fréquemment,* au rapport de tous les auteurs, et dont mes Observations offrent des exemples.

Le pouvoir que la lithothlibie donnera au médecin est donc bien supérieur à celui qu'il tient de la lithotomie et de la lithotritie; le nombre des calculs dont elle procurera la guérison dépasse de beaucoup celui que chacune des autres méthodes peut combattre; et, par elle, cette guérison sera obtenue sans péril.

# DEUXIÈME PROPOSITION.

**Les eaux alcalines ont la propriété de ramollir les calculs,
de les rendre friables et de produire la disgrégation de leurs éléments.**

Pour comprendre le mode d'action, et pour croire à l'efficacité des lithontriptiques, il ne faut pas perdre de vue :

1º Qu'on trouve, dans la composition de tous les calculs, du mucus en plus ou moins grande quantité ;

2º Que ce mucus forme le ciment qui tient liées entre elles les matières dont se composent les calculs ;

3º Que si l'on administre des substances qui attaquent avec succès ce ciment, on produit la disgrégation de la masse et la dissolution des calculs ;

4º Que le mucus de la vessie est soluble dans les alcalis ;

5º Enfin, que c'est bien moins dans l'action chimique des remèdes reconnus lithontriptiques sur les parties salines des calculs qu'il faut chercher la raison de leurs effets curatifs, comme on l'a fait trop longtemps, que dans la destruction du mucus qui lie ces substances ; la dissolution des calculs arrivant alors de la même manière, par exemple, qu'on obtiendrait la ruine d'un mur, bâti à pierre et à mortier, si, au lieu de chercher à agir chimiquement sur les pierres, on ramollissait et on dissolvait le mortier qui les tient liées.

Je rappellerai d'abord, comme faits préliminaires devant rendre l'action des eaux alcalines non seulement plus probable, mais plus évidente à *fortiori*, que les pierres se rompent quelquefois dans la vessie, spontanément en quelque sorte, sans être exposées à l'action des agents extérieurs ; et qu'elles se divisent en fragments que les malades expulsent en urinant, lorsque, par l'effet des boissons ordinaires ou d'une maladie, les urines deviennent plus aqueuses et plus abondantes. Deschamps (*De la Taille*, t. I, p. 112), Heister, Camper, J. Cloquet en rapportent de nombreux exemples. Dodonæus *(Med. Obs., ex. rara)* raconte qu'un homme rendit des fragments de pierre après avoir bu copieusement du vin du Rhin ; Vésale l'ayant taillé plus tard retira de sa vessie plusieurs morceaux de calcul. De pareilles dissolutions se présentent chez les diabétiques.

Voyons, après cela, ce qu'il y a d'avéré, d'incontestable sur les effets des lithontriptiques.

Ce fut sur le rapport favorable d'une commission composée de médecins distingués, d'un savoir éprouvé, incapables de s'en laisser imposer, que le parlement d'Angleterre acheta le remède de M^lle Stéphens (il se composait primitivement de savon et de coquilles d'œufs). Ils ne se prononcèrent pas à la légère sur la valeur de ce remède, car, dans leurs expériences nombreuses, ils constatèrent, particulièrement sur sept malades qui avaient voulu se laisser sonder, que la pierre, reconnue avant qu'ils prissent le remède, ne fut plus retrouvée après le traitement.

Morand fut chargé par l'Académie des Sciences d'expérimenter ce remède ; il en obtint des résultats qui le convainquirent de son efficacité. Voici sa conclusion :

« Lorsqu'un malade présentant tous les symptômes de la
« pierre, et se servant des remèdes, rendra d'abord avec

« ses urines un sédiment épais, ensuite des écailles pier-
« reuses ou des fragments de pierre, qu'il retiendra ses
« urines, qu'elles se clarifieront peu à peu, qu'il cessera
« de souffrir, et qu'il se trouvera en état de supporter toute
« sorte de voiture, je dirai qu'il n'est pas raisonnable d'attri-
« buer au hasard le concours de tant de circonstances
« heureuses. »

Qui ne reconnaîtrait dans ce sédiment épais, rendu d'abord, le mucus dissous mêlé de quelques parties terreuses, puis, dans les écailles pierreuses et les fragments de pierre qui viennent à la suite, l'effet de la disgrégation des parties salines du calcul par la perte du mucus qui les avait tenues liées ?

Lieutaud et Morand taillèrent des individus qui avaient fait usage de ce médicament. Ils trouvèrent dans leur vessie des calculs criblés de trous et comme vermoulus. Ce fut pour eux une nouvelle preuve de l'action efficace de ce remède.

En 1853, à Paris, le chirurgien distingué de l'hôpital des Enfants malades, M. Guersant, eut l'obligeance de me montrer un calcul de sa collection, dans ces mêmes conditions. Il l'avait extrait d'un sujet qui, pendant quelque temps, avait fait usage des eaux alcalines.

Hofman, Wyth, Hales, Dehaen, Hufeland et tant d'autres, ayant un nom imposant dans la science, ont expérimenté, avec succès, les substances alcalines, et l'eau de chaux en particulier, pour la dissolution des calculs. Le célèbre Mascagni constate par sa propre guérison l'efficacité de l'eau de seltz et du carbonate de potasse.

Enfin, la réputation si ancienne des eaux minérales à prédominance alcaline de Forges, de Contrexeville, de Vichy, de La Preste, etc., pour la guérison des calculs urinaires, se soutiendrait-elle toujours, et tant de médecins célèbres s'y seraient-ils mépris, si elle n'était que l'effet de la vogue et d'une fausse appréciation, au lieu d'être consacrée par des succès patents, chaque jour renouvelés et attestés par les médecins inspecteurs comme par ceux qui y ont envoyé leurs calculeux ?

Pour les eaux acidules-alcalines de Vichy, par exemple, M. A. Bérard, dans son rapport à l'Académie de Médecine, en avril 1839, sur le travail présenté par M. Ch. Petit, médecin inspecteur de ces eaux, donne pour résultat de l'examen de la commission, que l'eau de Vichy exerce une double action sur les concrétions urinaires. « D'une part, « le bi-carbonate de soude contenu dans l'eau se combine « avec l'acide urique des calculs, le fait passer à l'état « d'urate de soude et en détermine ainsi la dissolution ; « d'autre part, le mucus que renferment les pierres est « attaqué par les sels alcalins de l'eau minérale, et les élé- « ments des calculs, privés du ciment qui produit leur « agglutination, tombent en parcelles plus ou moins volu- « mineuses. C'est, dit encore le rapporteur, en vertu de « cette disgrégation que certaines concrétions urinaires, « insolubles ou très peu solubles dans les alcalis, subissent « une diminution de volume plus prompte et plus considé- « rable que celle qui résulte de la dissolution des calculs « d'acide urique. »

Que manque-t-il pour la disgrégation de ces calculs, lorsque la dissolution du ti... n'a pas suffi ou qu'elle arrive trop lentement, sinon ... cours de la lithothlibie pour que la guérison soit prompte et complète ?

A l'appui des résultats cliniques, Ch. Petit avait observé, sur des calculs laissés à demeure dans la fontaine, que ceux d'acide urique et d'urate d'ammoniaque avaient perdu, après 25 jours d'immersion, 72 pour cent; que des calculs, principalement formés de phosphate ammoniaco-magnésien, avaient perdu, après 18 et 20 jours, les uns 59, les autres 71 pour cent; etc.

Les eaux alcalines faiblement sulfureuses de La Preste, dans le département des Pyrénées-Orientales, peu connues autrefois au-delà des départements limitrophes du nôtre, mais très fréquentées de tout temps par les habitants de la Catalogne et même du royaume de Valence, voient, chaque année, leur réputation s'étendre dans le reste de la France. Leur vertu est solidement établie, par de nombreux succès, contre les maladies des voies urinaires en général et contre l'affection calculeuse en particulier.

Marcé, docteur de l'ancienne école de médecine de Perpignan, praticien très instruit, qui exerçait, depuis onze ans, dans la commune de Prats-de-Molló, dont La Preste est une dépendance, rapporte que Coste, professeur de médecine et d'anatomie à cette école, venu à La Preste, en 1734, à son retour de l'armée d'Italie, pour faire l'analyse de ces eaux, y monta une seconde fois, en 1738, pour faire des expériences sur les pierres urinaires. « Il en « apporta deux, dit Marcé, l'une du poids de cinq onces, « d'une surface unie et polie, de couleur de marbre blanc, « qui avait été tirée du corps d'un enfant nommé Cruzet, « commis au bureau des lettres, à Perpignan, qui, pla-« cée dans un vase de terre où tombait, à très peu de « distance, un petit filet de nos eaux, diminua d'une « once dans l'espace de cinq heures; les parcelles blan-

« ches qui s'en détachèrent couvrirent tout le fonds du
« pot. L'autre pierre, également unie, et du poids de
« trois onces et demie, diminua de demi-once, dans le
« même intervalle de temps. Ces événements détermi-
« nèrent M. Coste à faire prendre nos eaux aux néphré-
« tiques et le succès a répondu à son attente. » (Lettre sur
les eaux de La Preste, avec 24 observations de diverses
maladies, 12 septembre 1755, p. 15.)

Le professeur Coste n'était pas un homme ordinaire, de
médiocre valeur, dont l'avis ne mérite pas d'être compté.
Voici le portrait qu'en trace Marcé, son contemporain :

« Vous connaissez ce médecin, dit-il dans cette lettre,
« d'ailleurs si recommandable par la sagacité de son genie,
« l'étendue de ses lumières, l'abondance de ses ressources
« dans les cas les plus embarrassants, quelquefois même
« les plus désespérés, et par la sagesse de sa pratique,
« qualités, au reste, qui l'ont rendu si célébre dans les
« pénultièmes guerres d'Italie, parmi nous, dans les pro-
« vinces voisines et jusque dans la capitale de ce royaume. »
*(Ibid. p. 3.)*

Le résultat obtenu par Coste, dans cette expérience,
comparé à celui obtenu par Ch. Petit, que j'ai rapporté
page 34, montre dans les eaux de La Preste une puissance
lithontriptique supérieure à celle des eaux de Vichy; puisque, dans l'espace de cinq heures, un calcul, principalement formé de phosphate ammoniaco-magnésien, avait perdu
un cinquième de son poids, à La Preste, tandis qu'il avait
fallu dix-huit et vingt jours pour que des calculs de cette
nature perdissent 59 et 71 pour cent, à Vichy.

« Les bons effets de nos eaux alcalino-sulfureuses, a dit
« plus récemment Anglada *(Traité des Eaux Minérales du*

« *département des Pyrénées-Orientales*, t. II, page 484),
« dans le traitement de certaines affections ou maladies des
« voies urinaires, sont attestés par des observations aussi
« familières que concluantes ; à tel point qu'on serait tenté
« de leur attribuer une sorte de spécificité d'organe, diri-
« geant plus particulièrement l'impression sur ceux de cette
« région. »

« Au nombre des maladies de ce genre, qui sont mani-
« festement accessibles à cette influence curative, figurent
« surtout les catarrhes chroniques de la vessie, les inflam-
« mations lentes des organes urinaires avec suppuration,
« les attaques de gravelle et les diathèses lithiques qui,
« variables par la nature de leurs produits, donnent lieu à
« la formation des sédiments urinaires, des graviers et
« même des calculs. »

« La pratique assigne, dans ce sens, une prééminence
« marquée aux eaux de La Preste. Peut-être ne sont elles
« redevables de cet attribut qu'à cette circonstance que le
« principe alcalin s'y trouve associé à de faibles proportions
« de matériaux sulfureux, et que les deux agissent familiè-
« rement avec des tempéraments modérés. » (P. 483.)

Après avoir rapporté des observations, Anglada ajoute :

« Des faits aussi décisifs et qui se multiplient tous les
« jours, ne permettent donc nullement de douter de l'heu-
« reuse efficacité de nos eaux dans le traitement de la
« gravelle et autres affections calculeuses du système uri-
« naire ; mais sommes-nous en mesure de rendre raison de ce
« mode d'utilité ? Pour mon compte je ne saurais admettre
« l'interprétation chimique, et quoique ce ne soit là qu'une
« question de théorie, encore faut-il s'en expliquer à cause
« des conséquences. »

« La pensée que les eaux de Baréges, si analogues aux
« nôtres, dissolvaient les calculs urinaires par une véritable
« action chimique, avait devancé Borden qui du moins
« réduisit, par suite de quelques essais, cette faculté dis-
« solvante aux calculs couleur de brique. »

« Ce sentiment a été fort accueilli depuis. Parmi les
« données qu'il semblait pouvoir invoquer en sa faveur, on
« doit compter surtout les observations de Hôme, de Mas-
« cagni et de tant d'autres sur la grande efficacité des bi-
« carbonates alcalins dans les cas de gravelle; celle de
« M. Robiquet, sur la disparition d'un calcul urinaire, par
« l'usage du bi-carbonate de soude; enfin ce résultat de
« l'analyse des eaux sulfureuses des Hautes-Pyrénées et des
« nôtres, qu'elles tiennent toutes un carbonate alcalin. »

« Quelque entrainante que paraisse, au premier aspect,
« cette théorie de l'action chimique du remède, de puis-
« santes considérations me semblent la repousser. »

« Ce ne peut être en favorisant la solubilité des matériaux
« urinaires, que nos eaux sont si éminemment utiles, car
« leur efficacité curative, palliative du moins, coïncide avec
« une plus abondante excrétion de graviers et de sédiments
« urinaires; on dirait plutôt que c'est en facilitant les sécré-
« tions de ce genre, qu'elles enrayent ou épuisent la dispo-
« sition morbide du système qui s'y rapporte. »

« Si les services que rendent les carbonates alcalins déri-
« vaient de leur nature chimique, comment nos eaux se
« montreraient-elles si efficaces, elles qui en contiennent
« des quantités si minimes? » (P. 488 et suiv.)

Ces citations, d'un auteur estimable à tant de titres, d'un
professeur dont on aime à se souvenir d'avoir été l'élève,
de ce savant d'une loyauté incontestée, que j'ai multipliées

à cause de leur haute signification, démontrent formellement la puissance lithontriptique des eaux alcalines. Elles sont d'autant moins suspectes de partialité et d'erreur, elles ont d'autant plus de valeur qu'elles émanent d'un chimiste qui, dans sa bonne foi, proclamait cette puissance curative, et en même temps, semblait la révoquer en doute par la difficulté qu'il éprouvait, dans sa théorie, à s'en rendre compte chimiquement.

La chimie lui disait que de si faibles quantités de carbonates alcalins contenues dans ces eaux ne pouvaient avoir assez de puissance sur les éléments chimiques des calculs pour en produire la dissolution, et c'était la vérité; mais l'observation ne lui avait pas encore appris que c'était sur le mucus qui liait ces éléments, plus que sur ces éléments eux-mêmes, que s'exerçait l'action de ces carbonates; que leur faible quantité était suffisante pour produire la dissolution du mucus et pour amener par suite la disgrégation de la masse, privée de la substance qui la tenait liée. Cette remarque, en lui expliquant la cause de l'expulsion des graviers et des fragments, débris du calcul dissous, pendant l'usage de ces eaux, l'aurait empêché de la chercher dans la théorie hypothétique, erronée, que ces eaux déterminaient la concrétion en graviers des éléments répandus dans l'organisme et formant la disposition morbide du système, ou la diathèse lithique.

Diverses causes me paraissent avoir amené dans le passé, et amèneront peut-être encore dans l'avenir, la résistance de plusieurs esprits à admettre la puissance lithontriptique des eaux alcalines.

Pour les chimistes, c'était l'idée que la dissolution des

calculs devait se faire par l'action des réactifs sur leurs éléments chimiques, et que les eaux réputées lithontriptiques en contenaient de trop faibles et en trop petite proportion pour opérer cette dissolution. Ils négligeaient le côté essentiel de la question, celui de la dissolution par les alcalis du mucus qui entre, en plus ou moins grande porportion, dans la composition des calculs et qui en lie les parties terreuses. Pour certains expérimentateurs qui avaient rencontré beaucoup de calculs où le mucus était en abondance, la puissance des eaux alcalines était absolue; pour d'autres qui tenaient compte surtout de ceux où le mucus est en proportion excessivement faible, comme dans les calculs d'oxalate de chaux, les lithontriptiques étaient sans vertu. Pour les lithotomistes qui, pendant tant de siècles, n'ont vu que l'opération sanglante pour délivrer rapidement les calculeux, leur esprit s'accommodait mal des lenteurs du traitement lithontriptique. Qu'était pour eux et qu'est-il encore, pour beaucoup, ce traitement à huis-clos, dans la profondeur des organes, marchant d'un pas si lent, inaperçu, et quelquefois réellement impuissant, comparé à la hardiesse et à la célérité de leur opération qui, dans quelques minutes, leur faisait mettre dans la main du sujet cette pierre, cause de tant de douleurs, de si longues souffrances, comparé à cette opération brillante qui flattait l'opérateur et frappait les témoins? Sans doute elle manquait de deux conditions essentielles à cette opération, du *tutò* et du *jucundò*, d'être sans péril et de causer peu de douleur; mais n'avait-elle pas pour passe-port le *citò*, et la rapidité n'est-elle pas ce qui éblouit, ce qui fait passer par dessus d'autres conditions? Les lithotomistes n'avaient foi que dans leur opération.

« *Le seul moyen de guérir les malades qui ont une ou*
« *plusieurs pierres dans la vessie,* dit nettement Sabatier
« (op. cit., p. 205), *est de les leur tirer en les taillant; en*
« *vain se flatterait-on de les détruire par des injections*
« *ou des médicaments intérieurs.* Les pierres urinaires se
« *dissolvent assez aisément* quand on les fait macérer dans
« des menstrues très acides, tels que l'acide nitreux; *celles*
« *qui sont molles se réduisent en une espèce de bouillie,*
« *quand on les agite dans de l'eau très chaude.* Mais la
« vessie urinaire ne pourrait soutenir la présence de ces
« liqueurs sans en être profondément excoriée. Les médica-
« ments intérieurs sembleraient offrir une ressource plus
« assurée et moins dangereuse. *Il est certain que les diu-*
« *rétiques font quelquefois rendre aux calculeux des muco-*
« *sités abondantes, et même des matières graveleuses, qui*
« *paraissent comme les fragments de la pierre dont ils sont*
« *attaqués;* le soulagement momentané qu'ils éprouvent
« pourrait favoriser l'illusion.... »

Telle est la puissance de la prévention qu'elle masque
ou qu'elle amoindrit la valeur des faits, qu'elle empêche
d'en voir la véritable portée. Malgré tout ce qu'il constate
lui-même sur la dissolution de la pierre par les lithontriptiques et même par les diurétiques simples, Sabatier n'en
déclare pas moins la taille le seul moyen de guérison des
calculeux.

Le célèbre Velpeau, incrédule comme les autres lithotomistes, ne voulut pas ajouter foi à l'action lithontriptique
des eaux alcalines de La Preste et des acidules-alcalines
du Boulou que je lui avais vantées. En 1853, j'avais lu à
l'Académie des Sciences (séance du 13 juin) mon mémoire
sur la lithothlibie. A la visite de départ que je fis à ce grand

chirurgien, il me dit, ironiquement : Vous nous enverrez de vos eaux pour nos calculeux. — Ne vaudrait-il pas mieux, repris-je, nous envoyer vos calculeux ? Nous vous les rendrions guéris par nos eaux, seules ou secondées par la lithothlibie.

Les lithotomistes, incrédules pour la lithontriptie, le furent pour la lithotritie; ils le seront pour la lithothlibie; mais le temps et l'expérience sont les maîtres souverains sur lesquels il faut compter. On reconnaîtra que chacune de ces quatre méthodes a sa valeur et son application propres, dont il faut avec impartialité chercher la véritable indication pour chaque espèce de calcul, afin de combattre, suivant les cas, avec le plus de sûreté et le moins de danger, cette cruelle maladie. Ce n'est pas trop contre elle de ces quatre moyens, pour qu'il faille en répudier quelqu'un !

Je crois en avoir dit assez pour prouver que, par les eaux alcalines, on peut dissoudre les calculs qui renferment du mucus en quantité notable, ramollir suffisamment ceux qui en renferment moins pour les mettre en état d'être écrasés soit par la lithothlibie, soit, s'ils sont trop résistants, par la lithotritie, et que, contre ceux qui contiennent très peu ou presque pas de mucus, tels que les calculs d'oxalate de chaux, les eaux alcalines pourront être impuissantes. J'ai fait ainsi avec impartialité, je le pense, la véritable part aux lithontriptiques.

# TROISIÈME PROPOSITION.

**Le bas-fond de la vessie, où vont se placer les calculs libres, où se trouvent ordinairement les calculs enchatonnés, est accessible aux doigts introduits dans le rectum, et la sonde, placée dans la vessie, peut trouver sur eux un point d'appui pour l'écrasement des calculs.**

Peu de mots sur l'état anatomique des parties sont nécessaires pour établir cette proposition.

On désigne habituellement sous le nom de bas-fond de la vessie la partie postérieure et inférieure de cet organe. Il n'est séparé du rectum, chez l'homme, que par une simple couche celluleuse assez dense sur la ligne médiane et plus lâche sur les côtés. Sur cette ligne il ne s'amasse point de graisse, de sorte que les deux parois, vésicale et intestinale, sont comme confondues et forment la cloison recto-vésicale. Cette cloison est assez mince pour qu'on puisse sentir, à l'aide du doigt introduit dans le rectum, les corps solides renfermés dans la vessie, et même apprécier leur forme, leur volume et leur pesanteur.

A l'intérieur, le bas-fond a la forme d'un entonnoir presque triangulaire, dont la pointe est à l'urètre. Son plan inférieur est constitué par le trigone vésical. Chez l'homme, son milieu repose sur le rectum, ses côtés sur les vésicules séminales, et, à ses angles postérieurs, il offre l'ouverture des uretères. Le bas-fond de la vessie est, chez les adultes et plus encore chez les vieillards, sur un plan inférieur à celui du commencement de l'urètre. Cette portion du canal urétral est relevée par la prostate, dont le volume varie suivant les sujets, et suivant son état, sain ou malade.

Le rectum, depuis l'S iliaque du colon jusqu'à l'anus, offre trois parties à considérer. La première, qui va du colon au milieu du sacrum, n'a pour nous aucun intérêt. La deuxième s'étend du milieu du sacrum à la base de la prostate. Elle descend verticalement, entre le sacrum et la vessie, en formant une légère concavité antérieure sur laquelle s'adossent la portion postérieure du bas-fond de la vessie, les vésicules séminales, la naissance des canaux déférents et l'orifice des uretères. La troisième partie va de la base de la prostate jusqu'à l'anus. Elle est légèrement convexe en avant, où elle est, d'abord, en contact avec la face postérieure de la prostate, puis avec le tissu graisseux du périnée, et, à son extrémité anale, avec le bulbe de l'urètre.

Chez l'adulte, la longueur totale de ces deux portions du rectum est, suivant Dupuytren *(Dict. de Méd. et de Chir. pratiques)*, de huit à neuf centimètres. Celle de la portion anale, en particulier, est de deux à quatre centimètres.

Ainsi, c'est, *au maximum*, sur des sujets exceptionnels, une longueur de neuf centimètres à parcourir avec le bout du doigt, pour atteindre la partie extrème du bas-fond de la vessie et la limite de la deuxième portion du rectum à sa jonction avec la première portion. Cela est possible pour toutes les mains. Mais jamais on ne devra aller jusque là avec le bout des doigts.

Les calculs libres peuvent être amenés jusqu'à la base de la prostate par une situation, plus ou moins voisine de la verticale, donnée au sujet. Les calculs logés dans l'extrémité des uretères se trouveront à cinq ou six centimètres de l'anus. Enfin, dans le cas où il faudrait aller presser sur un calcul enchatonné à l'extrémité la plus reculée du bas-fond de la vessie, le refoulement auquel se prête, par sa mobilité, l'extrémité inférieure du rectum, ferait gagner plus de deux ou trois centimètres aux doigts, en poussant l'anus devant eux.

C'est donc dans l'espace compris entre trois ou quatre et huit ou neuf centimètres, à partir de l'anus, que s'exercera la pression de la lithothlibie, chez l'adulte, dans un lieu par conséquent facilement accessible. Suivant l'âge et suivant la conformation des sujets ces distances seront encore moindres.

Bien qu'il soit hors de doute, après cet aperçu anatomique, que le bas-fond de la vessie est aisément accessible aux doigts, introduits dans le rectum, et qu'on peut, par cette voie, sentir et saisir la pierre, je rappellerai de plus que les lithotomistes, qui opéraient par le petit appareil, allaient, dans le premier temps de leur opération, chercher le calcul, dans le bas-fond de la vessie, avec les doigts introduits dans le rectum, l'amenaient, le faisaient saillir sur le côté gauche du périnée et incisaient les parties molles sur cette saillie pour ouvrir le passage à la pierre; et que, dans l'un des procédés de la taille sus-pubienne, on poussait aussi le calcul en haut, avec les doigts placés dans le rectum, pour lui faire faire saillie au bas de l'hypogastre et pour inciser sur lui les parties molles. C'est ainsi que le pratiquaient Franco, Bonnet, Heister.

Chez la femme, il est encore plus facile que chez l'homme d'atteindre avec les doigts le bas-fond de la vessie. Le vagin situé au-dessous de la vessie se trouve en contact par sa paroi antérieure, avec le bas-fond de cet organe auquel il est uni par un tissu cellulaire dense et serré qui ne reçoit pas de graisse. L'urètre chez elle n'a que de vingt-deux à vingt-neuf ou trente et un millimètres de longueur, et la cloison vésico-vaginale commence immédiatement au-delà de ce point.

L'obligation d'introduire les doigts dans le rectum et non dans le vagin, chez la fille vierge, n'ajoute que l'épaisseur insignifiante de la cloison recto-vaginale à celle de la cloison vésico-vaginale, et ne diminue pas la faculté d'atteindre le calcul et de le sentir sur les doigts.

Je rappellerai également que lorsqu'on faisait la lithotomie sur la femme, par le procédé de Celse, on allait aussi chercher la pierre avec deux doigts introduits dans le vagin, et chez la fille vierge dans le rectum. Le calcul saisi et amené au col de la vessie, l'opérateur incisait les parties molles sur la saillie qu'il lui faisait faire.

Ainsi, chez l'homme et chez la femme le bas-fond de la vessie est accessible aux doigts introduits dans le rectum ou dans le vagin, et les calculs peuvent être amenés à reposer sur eux pour y subir la pression de l'instrument placé dans la vessie.

Il n'est pas nécessaire d'en dire davantage sur l'anatomie de ces parties par rapport à la lithothlibie. L'importance anatomique de la région périnéale est faible pour elle ; elle est autrement grave pour le lithotomiste auquel cet espace, quoique très circonscrit en étendue, offre une grande accumulation de difficultés et de périls.

J'ai prouvé par la démonstration de ces trois propositions que l'opération que je propose, déduite de faits et de considérations incontestables, est praticable chez la généralité des calculeux. Je passe maintenant à l'exposé des indications et des contre-indications qu'elle présente.

# INDICATIONS ET CONTRE-INDICATIONS.

Les indications et les contre-indications de la lithothlibie se tirent : 1º de l'état des calculs, 2º de celui des voies urinaires, 3º de la constitution, 4º de la santé générale, 5º de l'âge, et 6º du sexe des calculeux.

Je rappellerai, parallèlement à celles de la lithothlibie, les indications et les contre-indications de la lithotomie et de la lithotritie. De cette comparaison, faite pas-à-pas, ressortiront d'une manière plus sensible les avantages de ma méthode, les difficultés et les dangers des autres.

## ÉTAT DES CALCULS.

EXISTENCE. — Pour toute méthode, la première condition à constater c'est l'existence du calcul. La recommandation paraîtrait oiseuse, si l'on ne se souvenait des difficultés et de l'incertitude du diagnostic, et des dangers de l'erreur.

On sait combien est trompeur le cathétérisme auquel, d'habitude, les lithotomistes s'en tiennent exclusivement, et combien de prétendus calculeux, je l'ai dit ci-avant, ont été inutilement et malheureusement taillés ; à quelles souffrances et à quels périls ont été exposés ceux qui ont eu le bonheur de ne pas succomber à une opération faite sans besoin.

Si l'opérateur par la lithotritie n'expose pas le malade aux dangers d'une opération inutile, il le soumet au moins à des recherches douloureuses, avec des instruments délicats, qui entraînent quelquefois de graves accidents, pour découvrir et pour saisir un calcul absent.

Pour le malade soumis au chirurgien qui pratique la lithothlibie rien de pareil ne se présente; il n'encourt ni les dangers d'une erreur, ni les recherches douloureuses. Si le sujet a offert les signes rationnels de la pierre, l'opérateur ne se contentera pas du cathétérisme, il n'emploiera pas des instruments qui fatiguent et irritent la vessie, mais ayant, comme l'accoucheur, l'œil au bout du doigt, il touchera d'abord son malade par le rectum, et si, exceptionnellement, cette investigation ne suffit pas, combinant le toucher par le rectum avec les mouvements de la sonde dans la vessie, il constatera avec une certitude aussi complète que possible, avec rapidité et avec moins de douleur, généralement tout ce qui a rapport à l'état des calculs, et d'abord leur absence ou leur présence, toutes les fois qu'ils seront libres ou adhérents vers les parties inférieures de la vessie accessibles à ses doigts; souvent même, pour lui, cette exploration fera tout un avec son opération.

Consistance. — La considération la plus importante dans l'étude des calculs, par rapport à la lithothlibie, est leur degré de dureté. Ils se rangent dans quatre catégories, que je vais rappeler, savoir :

1° Les calculs très mous, très friables qui s'écrasent sous la moindre pression, au simple contact des instruments. Ils sont formés de graviers et de mucus, d'une sorte de boue lithique faiblement liée;

2° Les calculs ayant plus de corps, plus de solidité, mais encore faciles à écraser, cédant à une faible pression, parce qu'ils contiennent beaucoup de mucus mêlé ou amalgamé avec les substances terreuses, dans lesquelles il n'entre pas de l'oxalate de chaux;

3° Les calculs friables encore, mais à un moindre degré, composés d'acide urique et d'urate d'ammoniaque avec mélange d'une moindre quantité de mucus ;

4° Les calculs durs formés d'oxalate de chaux pur ou mêlé, en assez grande proportion, à d'autres substances.

Je ne reviens pas sur le degré de fréquence des calculs de chacune de ces catégories (voir page 27).

La friabilité des calculs de la deuxième et surtout de la première catégorie est une contre-indication pour la lithotomie, à cause des difficultés qu'elle fait naître dans le temps de l'extraction. S'il avait bien constaté d'avance cette friabilité, le lithotomiste s'abstiendrait d'opérer pour ne pas exposer le malade aux accidents, suite des manœuvres que la disgrégation du calcul impose pour l'extraction de ses débris, et pour n'avoir pas à lutter contre les difficultés de cette extraction ; il devrait s'abstenir aussi par le motif que, dans ces cas, le malade peut être guéri par d'autres méthodes nullement ou moins dangereuses que la taille.

La lithotritie doit à la friabilité des calculs de la première et de la deuxième catégorie ses plus nombreux succès. C'est surtout à ceux de la première classe qu'elle doit ces belles guérisons obtenues, sans s'y attendre, dans ces courtes séances, que les opérateurs ont voulu appeler des séances d'exploration. Mais, par la propagation de la lithothlibie, son domaine se réduira à une partie plus ou moins considérable des calculs de la troisième catégorie. La prudence commandera à l'opérateur par la lithotritie de s'abstenir devant les calculs de la quatrième catégorie, trop durs pour ne pas exiger de nombreuses séances, et pour ne pas exposer les malades à des accidents mortels dus à la déformation ou au bris des instruments et à la répétition des manœuvres irritantes, à moins qu'ils ne soient d'un très petit volume.

Les calculs de la première et de la deuxième catégorie doivent former l'apanage de la lithothlibie. C'est dans ceux-là qu'elle trouve l'indication formelle de son emploi; c'est à leur friabilité qu'elle devra de guérir *souvent*, *fréquemment*, les calculeux, dans une courte séance, quelquefois par la simple pression des doigts, presque sans douleur, et surtout sans accident et sans danger; c'est pour ces calculs que tout praticien sera opérateur avec la sonde, son instrument familier, et que leur écrasement cessera d'être le lot des grands chirurgiens avec leurs instruments de lithotritie compliqués, délicats, à manœuvre savante. L'aide préalable des lithontriptiques sera toujours nécessaire à la lithothlibie contre ceux des calculs, de la troisième catégorie, qui seront de nature à céder à son action.

**Nombre.** — La multiplicité des calculs est défavorable à la lithotritie parce qu'elle fait naître des difficultés pour les saisir et les broyer séparément; parce qu'elle oblige à des séances nombreuses et que ces manœuvres réitérées et prolongées déterminent des accidents graves : on estime qu'elle est contre-indiquée lorsqu'il y en a plus de deux.

Pour la taille, c'est aussi une complication, souvent funeste au malade, par l'irritation que cause à la vessie l'introduction plusieurs fois répétée des tenettes, dans la recherche et l'extraction des calculs trop nombreux.

La lithothlibie peut trouver un embarras dans le nombre des calculs; mais pour qu'il forme une contre-indication, il devra être plus grand pour elle que pour les autres méthodes. S'il est modéré, ces calculs, ramollis d'abord, suivant le besoin, par les eaux alcalines, pourront être écrasés successivement, dans des séances renouvelées, que le malade supportera mieux que celles de la lithotritie, et qui n'entraîneront aucune suite dangereuse.

VOLUME. — Le volume du calcul est, au-delà d'une limite, que Civiale fixe à cinquante-six millimètres, une contre-indication de la lithotritie. D'autres auteurs trouvent cette dimension trop forte pour cette opération.

Le volume impose au lithotomiste un choix de procédé, difficile à faire d'avance, lorsqu'on ne l'apprécie que par le cathétérisme; il se présente quelquefois comme un obstacle absolu à l'extraction, lorsque la pierre a plus de cinquante à cinquante-cinq millimètres, suivant Dupuytren, pour les tailles périnéales. Dans ces cas, ne pouvant l'extraire par l'ouverture périnéale, l'opérateur est réduit à faire immédiatement la taille hypogastrique et à exposer son malade au double danger de ces deux opérations, lorsque déjà l'une seule d'elles est si souvent mortelle, comme j'ai eu occasion de le dire.

Si le calcul est très petit, il fuit, dans la taille comme dans la lithotritie, devant l'instrument, tenette ou pince; il rend sa recherche et sa préhension longues, difficiles, douloureuses et dangereuses.

Il n'en sera pas ainsi pour la lithothlibie : s'il est volumineux, l'opération sera praticable toutes les fois qu'il y aura passage, pour la sonde, entre le calcul et les parois de la vessie, et, dans chaque séance, il pourra en être détaché et écrasé quelque partie, car ces calculs volumineux, généralement composés de phosphates, sont mous ou faciles à ramollir par les eaux alcalines, et à diviser par fragments, sous une pression modérée.

D'ailleurs, lorsque la lithothlibie sera répandue et que son innocuité sera connue, les chirurgiens et les calculeux recourront à elle avant que le calcul ait acquis un grand volume, et avant qu'il puisse rendre l'opération, sinon impraticable, au moins difficile.

Le calcul petit et flottant, au moindre mouvement, dans le liquide, sera toujours plus facile à découvrir et à saisir, par l'action combinée de la sonde et des doigts que par le cathéter et les tenettes, ou par les instruments de la lithotritie, que tous les praticiens ne peuvent posséder ni manœuvrer, et qui sont infidèles, même entre les mains expérimentées des opérateurs les plus habiles.

Ainsi, sur M. B... F..., dont j'ai rapporté ci-avant l'observation, lorsque Amussat crut avoir terminé l'opération, il explora soigneusement la vessie avec son instrument et n'y découvrit plus de fragment. Velpeau, bien habile cependant, appelé à le sonder, crut tantôt sentir un fragment tantôt ne pas le sentir, et finalement il déclara qu'il n'en existait pas. Le malade partit convaincu que sa vessie était complétement débarrassée. Néanmoins, arrivé au premier relais, il rendit en urinant le dernier fragment de son calcul, qui n'avait pu être découvert ni par Velpeau avec le cathéter, ni par Amussat avec son instrument. Je suis porté à croire qu'il n'aurait pas échappé, dans le bas-fond de la vessie où son poids, quoique faible, l'aurait entraîné, à la recherche simultanée de la sonde et des doigts.

FIGURE. — Il est certaines formes de calculs qui causent des difficultés dans les manœuvres de la lithotritie et de la lithotomie. Dans la lithotritie, s'il est aplati, par exemple, et couché sur une de ses faces, dans le bas-fond de la vessie, les pinces ne le saisissent que difficilement et après de longs tâtonnements; s'il est pris dans le sens le plus défavorable, il faut tâcher de le faire tourner dans l'instrument; s'il échappe, pendant cette manœuvre délicate, il faut de nouveau vaincre les premières difficultés éprouvées pour le prendre. On peut juger combien cette opération devient longue, difficile et douloureuse.

Dans la lithotomie, les tenettes droites ne peuvent pas quelquefois le saisir dans le bas-fond. Il faut, après des tentatives inutiles et irritantes, les changer pour en prendre de courbes. S'il a été pris dans le sens de sa plus grande longueur, il faut manœuvrer pour le tourner dans les tenettes, et si l'on n'y réussit pas, il faut le lâcher au risque de ne le reprendre que difficilement et de le ressaisir encore par son mauvais côté.

Si, étant ovoïde, il a été pris dans le sens de sa longueur, les mêmes manœuvres, dont je viens de parler pour le calcul plat, deviennent nécessaires pour changer sa position dans les tenettes ou dans le litholabe.

Dans la lithothlibie, au contraire, aucune forme du calcul n'est une cause de gène. S'il est plat, il n'en reposera que mieux sur les doigts et il présentera plus de surface à la sonde. S'il est sphérique ou ovale, il pourra toujours être maintenu entre la sonde et les deux doigts plus ou moins écartés.

Situation. — Les calculs enkystés, enchatonnés ne peuvent pas être attaqués par la lithotritie; encloisonnés ou pédiculés, ils ne le seraient qu'au risque de déchirures et de graves lésions de la muqueuse vésicale. Il y a donc là une contre-indication formelle pour la lithotritie.

Dans la taille, lorsque l'adhérence était due à l'enkystement ou à l'enchatonnement, on a eu recours au moyen
périlleux de l'ouverture du kyste ou du débridement par le
bistouri, dans les cas où le calcul était à portée du doigt
conducteur et de l'instrument. Si c'est par un pédicule que
le calcul adhère à la vessie, les tenettes peuvent bien le saisir
lorsqu'il leur est accessible, mais il faut, pour l'extraire
déchirer ce pédicule et faire à la vessie une blessure dont
les conséquences ne peuvent être que graves et même mortelles. Dans ces cas, la prudence défendrait de tenter la
taille, si l'opérateur pouvait les reconnaître d'avance; mais
ce n'est qu'au milieu de l'opération que cette grande complication se révèle.

La lithothlibie sera aussi impuissante que les deux autres
méthodes toutes les fois que les calculs seront enfermés dans
un kyste, et lorsque, enchatonnés ou pédiculés, ils seront
placés trop haut et trop loin pour être pris entre les doigts
et la sonde; mais elle aura au moins cet avantage sur elles,
de ne faire courir au malade aucun danger par ses tentatives.

Si, placés près du bas-fond et accessibles aux doigts,
comme il arrive ordinairement pour les calculs adhérents,
ils ne sont que fixés par des brides qui pénètrent dans
leur substance, et pédiculés ou pincés par quelque
vacuole, ou enchatonnés; s'ils sont logés dans les uretères, vers leur orifice, la lithothlibie offrira au malade un
moyen de guérison que les autres méthodes ne p. . . .si .r
lui donner, parce que, comprimés entre les dé . . . t
sonde, sans que la vessie en soit lésée, ils sero . . . .,
immédiatement s'ils sont friables au premier de,re. .
après l'emploi des lithontriptiques, et leurs débris
chés, expulsés de leur loge, seront entraînés par les urines.

En résumé, *quant à l'état des calculs*, nul autre obstacle à prévoir pour la lithothlibie que la dureté des calculs mûraux ou d'oxalate de chaux, compris dans la quatrième catégorie ; que la résistance de quelques-uns parmi ceux de la troisième classe ; que l'enkystement, et l'adhérence dans un point de la vessie hors de l'atteinte des doigts ; tandis que, pour les autres méthodes, les contre-indications sont nombreuses et impérieuses, comme je viens de le montrer dans ce parallèle.

## ÉTAT DES VOIES URINAIRES.

Pour la taille et pour la lithotritie, il importe de tenir grand compte de l'état plus ou moins sain des voies urinaires. Cette considération n'a pas le même degré de gravité pour la lithothlibie.

*Les inflammations purulentes* des reins, des uretères, de la vessie, primitives ou consécutives à l'existence du calcul, contre-indiquent la taille et la lithotritie, parce que les manœuvres irritantes de ces opérations aggraveraient, souvent d'une manière mortelle, ces inflammations ; tandis que les manœuvres, presque inoffensives, de la lithothlibie peuvent détruire le calcul sans amener sensiblement l'aggravation de cet état, et doivent le faire disparaître lorsqu'il dépend de la présence du calcul.

*Le catarrhe vésical*, sans contre-indiquer aussi formellement les deux autres méthodes, n'en offre pas moins une complication avec laquelle l'opérateur doit compter. La lithothlibie, plus bénigne qu'elles, permet de passer outre et de ne pas s'en préoccuper.

*L'hypertrophie de la vessie, son irritabilité et son racornissement*, poussés au point où cet organe n'apporte pas le séjour de la moindre quantité d'urine et embrasse exactement le calcul, de manière à ne donner accès, entre elle et le corps étranger, à aucun instrument, sont évidemment des obstacles pour toute méthode, si l'on ne parvient à modérer cette exaltation de sensibilité.

Mais ces cas, heureusement rares, sont d'ordinaire le résultat d'un état calculeux ancien. La lithothlibie permettant aux malades et aux praticiens de recourir, de bonne heure, à la destruction du calcul, il faut croire qu'on ne laissera pas la maladie se prolonger jusqu'à ce degré de complication; en outre, la place insuffisante pour les instruments lithotriteurs et pour les tenettes, sera bien petite, si elle n'admet pas le passage de la sonde; enfin, à degré d'irritabilité égal ou supérieur, la lithothlibie devra être supportée lorsque les autres opérations ne seraient pas tolérées.

*La paralysie de la vessie* ne ferait obstacle aux manœuvres d'aucune méthode; mais que faire gagner au malade, dans ces cas, par une opération quelconque? La lithothlibie et la lithontripsie pourraient certainement être tentées sans danger.

*La tuméfaction de la prostate* et la déviation du canal de l'urètre, qui en résulte, rendent le cathétérisme rectiligne plus difficile à exécuter et à supporter. Cette glande forme, en cet état, un abri au calcul logé dans le bas-fond de la vessie. Il devient ainsi peu ou point accessible aux instruments de la lithotritie et de la lithotomie. Ce développement de la prostate n'est pas un obstacle pour la lithothlibie, parce que le cathétérisme se fait avec une sonde courbe, et que les doigts, placés dans le rectum, élèvent le calcul jusqu'à l'instrument.

*Les ulcérations, les cancers, les tumeurs diverses* qui se forment dans la vessie ne seraient point, au même degré que pour les autres méthodes, une contre-indication de la lithothlibie, parce que, plus bénigne dans ses manœuvres, elle n'exercerait pas sur ces affections une irritation qui en augmentât la gravité, et qu'elle pourrait amener, par la destruction de la cause, la guérison des ulcérations dues à la présence du calcul.

*Les rétrécissements de l'urètre* doivent, pour toutes les méthodes, être préalablement dilatés jusqu'à ce qu'ils admettent le passage des instruments et des débris du calcul; mais la sonde étant moins volumineuse que les instruments de la lithotritie, la dilatation, lorsqu'il faudra se servir de la sonde, par le second procédé, ne devra pas être poussée aussi loin pour la lithothlibie que pour la lithotritie. A cet égard, il en sera pour la lithothlibie comme pour la lithotomie.

## CONSTITUTION, SANTÉ GÉNÉRALE, AGE, SEXE.

**CONSTITUTION ET SANTÉ GÉNÉRALE.** — La lithotomie et la lithotritie commandent une grande réserve avant d'être tentées. « Il n'est pas rare, dit Boyer, de voir se développer, « chez ceux qui ont subi l'opération de la taille, une ma- « ladie très grave, dont cette opération a été la cause occa- « sionnelle. Il importe donc beaucoup, avant d'y soumettre « les malades, d'examiner s'il existe en eux quelque pré- « disposition fâcheuse, si leur constitution est mauvaise, « si leurs fonctions s'exécutent avec irrégularité, etc. »

*(Oper. cit.,* page 323.) Cette recommandation est applicable, presque au même degré, à la lithotritie.

Quelles que soient la constitution et la santé générale du calculeux, la lithothlibie pourra toujours être pratiquée, parce que son action, peu sensible localement, n'a aucun retentissement sur les autres organes.

L'embonpoint du sujet, gênant pour l'exécution de la lithotomie et de la lithotritie, ne le serait pas pour la lithothlibie, parce qu'en refoulant l'anus et en donnant au corps une situation plus ou moins déclive, le calcul se trouvera toujours assez à portée des doigts.

Il est des malades pusillanimes et très nerveux qui n'ont pas la force d'âme nécessaire, et il la faut très grande, pour se soumettre à l'opération de la taille, ou qui ne la supportent pas sans une émotion extrême lorsqu'ils s'y prêtent, et chez lesquels elle est presque toujours fatale, dans ces conditions.

Cette pusillanimité et cette susceptibilité nerveuse, sans être une contre-indication formelle pour la lithotritie, amènent néanmoins de graves accidents et diminuent ses chances de succès.

La lithothlibie, pratiquée, lorsqu'il faut recourir à la sonde, avec un instrument familier, inoffensif, que le malade apercevra sans que ses craintes en soient accrues, dégagée de positions, de préparatifs, d'appareils pénibles et terrifiants, ne saurait inspirer de l'effroi aux âmes faibles et déterminer des accidents nerveux.

Le recours aux anesthésiques, qui ne se fait pas toujours sans danger de mort, sera donc inutile dans la lithothlibie, contre une pareille disposition du sujet.

AGE. — La taille n'offre pas dans le bas-âge les dangers qu'elle a dans l'âge adulte. Suivant Leroy, elle cesse de donner des résultats plus heureux dès l'âge de dix ou douze ans. Nous avons vu, page 5, ce que la statistique indiquait à cet égard. Mais elle reste, pour tous les âges, une opération sanglante et périlleuse.

La lithotritie est moins praticable chez les enfants à cause de leur indocilité et de leur agitation, de l'étroitesse de leur canal, dans toute sa partie antérieure, qui n'admet pas le passage d'instruments suffisamment forts et volumineux. C'est dans l'âge adulte et dans la première vieillesse qu'elle donne les meilleurs résultats; car dans la vieillesse plus avancée, l'existence fréquente des rétrécissements de l'urètre et les déviations de ce canal, par l'engorgement de la prostate, diminuent sa valeur. — Une discussion instructive, qui mérite d'être résumée ici, vient d'avoir lieu, sur ce sujet, à la Société de Chirurgie, à Paris (mars 1868). Elle servira de complément à ce que j'ai déjà dit sur ce point.

M. Guersant a rencontré plusieurs fois des enfants, de un à deux ans, qui avaient, dans la vessie, des calculs du volume d'un pois dont il les a débarrassés, en une seule séance, par le broiement. Il soutient la nécessité et la possibilité de pratiquer la lithotritie à cet âge, et il donne la préférence à la taille passé l'âge de trois ou quatre ans. Il a eu 8 morts sur 104 cystotomies, et 7 ou 8 morts sur 40 lithotrities, le plus souvent à la suite de maladies intercurrentes contractées à l'hôpital.

Pour M. Giraldés, il résulte des relevés statistiques que la lithotritie donne lieu à des accidents plus graves que la taille chez les enfants, parce que l'opération est longue et laborieuse, qu'elle oblige à se servir d'instruments petits et peu résistants, et que les séances doivent être multipliées, d'où naissent des péritonites plus fréquentes que dans la taille, des cystites du col, des convulsions, etc., à cause de l'irritabilité du col de la vessie qui est, à cet âge, un organe péritonéal.

M. Marjolin ne pense pas que la taille, chez les enfants, mette à l'abri des accidents de péritonite; même très bien faite, elle donne lieu à des hémorrhagies, à la fièvre urinaire, à des phlegmons, à des péritonites suraiguës, sans préjudice d'autres accidents. Il conclut qu'il y aurait à rechercher si, avec des instruments proportionnés à la taille des petits sujets, avec plus d'habitude du manuel opératoire, on n'arriverait pas chez eux, par la lithotritie, à de meilleurs résultats que par la taille.

Des opinions divergentes de ces chirurgiens distingués, il résulte qu'aujourd'hui encore le choix, entre la taille et la lithotritie, est incertain pour le traitement des jeunes sujets. A mes yeux, les prompts résultats obtenus par M. Guersant sont dus à la friabilité des calculs, ordinairement très grande à cet âge, et les écrasements eussent été aussi rapidement faits par la lithothlibie, — mes observations vont en fournir la preuve, — sans faire courir aucun des dangers de la lithotritie, j'ose dire sans aucun décès, sans cette mortalité peu encourageante de 7 ou 8 décès sur 40 opérés, soit 1 sur 5, entre les mains d'un opérateur prudent, habile et expérimenté pourtant.

Outre l'innocuité et l'efficacité, la lithothlibie offre ce dernier avantage, qui paraîtra à tous d'une haute importance, de pouvoir être pratiquée chez les sujets de tout âge. Chez les enfants, la distance du périnée au col de la vessie est très petite, et les doigts, dans le rectum, arrivent facilement jusqu'au lieu occupé par le calcul; chez les vieillards, les doigts atteignent également le bas-fond déprimé de la vessie et soulèvent, s'il le faut, le calcul, sans que le développement de la prostate empêche de le mettre en contact avec la sonde. L'âge ne commande pour la lithothlibie que de varier le volume de la sonde. Le vieillard n'a pas plus que l'adulte ou l'enfant de dangers à courir par cette opération.

Sexe. — On crut d'abord que la lithotritie serait avantageusement praticable surtout chez la femme, à cause de la largeur de l'urètre, de sa dilatabilité, de son peu de longueur et de la capacité de la vessie; mais la grande difficulté qu'on éprouve à conserver dans la vessie, pendant la présence des instruments, assez d'urine pour pouvoir les y faire manœuvrer facilement et sans danger, ne tarda pas à démontrer le contraire.

La taille, plus facile et moins dangereuse chez la femme que chez l'homme, a cependant pour elle des suites pénibles, moins encore par les dangers de mort que par une infirmité dégoûtante et difficilement curable, la fistule vésico-vaginale.

Par la lithothlibie, toutes ces difficultés et ces suites pénibles sont écartées. Le peu de longueur du canal de l'urètre, chez elle, et la facilité d'atteindre le bas-fond de la vessie avec les doigts, par le vagin ou par le rectum, rendent cette opération plus aisée encore chez la femme que chez l'homme. Le jeu de la sonde ne demande pas beaucoup d'espace, et il restera toujours assez d'urine dans la vessie, pour l'y faire mouvoir selon les besoins de la manœuvre. Chez elle aussi, les débris sortiront plus facilement encore et sans être réduits à des dimensions aussi petites que chez l'homme.

Du rapprochement que je viens de faire de la lithotomie, de la lithotritie et de la lithothlibie, dans les indications et les contre-indications multipliées qui se présentent lorsqu'on veut opérer, doit résulter la supériorité incontestable de la lithothlibie pour la guérison des calculeux. Je puis donc abandonner cette partie de mon sujet et passer à la description de l'opération.

## OPÉRATION.

**Préparation. — Manuel. — Suites.**

PRÉPARATION.—La préparation du malade pour la lithothlibie est bien simple : elle se borne, dans la généralité des cas, à faire nettoyer le rectum par des lavements, et à recommander au sujet de garder de l'urine dans la vessie pour le moment de l'opération, ou bien, si elle a été toute expulsée, à la remplacer par l'injection d'une petite quantité de liquide émollient ou d'eau. Mais, contre certaines espèces de calculs, elle doit de plus être précédée de l'usage des eaux alcalines, comme je l'indiquerai.

La lithothlibie est praticable en toute saison et pendant toute constitution médicale, et les maladies chroniques des voies urinaires ou des autres organes, dont le sujet serait atteint, ne commandent pas un traitement préalable, comme pour la taille et la lithotritie. Ces circonstances ne sont pas pour la lithothlibie, il est bon de le répéter, une contre-indication, parce que ses manœuvres sont inoffensives et n'ont pas de retentissement dans l'organisme. Le chirurgien doit donc passer outre et, en délivrant le malade de son calcul, le délivrer aussi des maladies, siégeant dans les voies urinaires, qui sont dues à la présence de la pierre.

Lors donc qu'un malade éprouve le long de la verge une démangeaison, répondant principalement à l'extrémité du gland, qui le porte à tirer continuellement cette partie au point de l'allonger et de la faire grossir; qu'il sent une pesanteur incommode au périnée; que les envies d'uriner et d'aller à la selle sont fréquentes; que le jet de l'urine s'arrête avant que l'émission soit complète, et qu'elle doit se faire en plusieurs reprises, et dans des positions anormales et quelquefois bizarres; que cette émission est douloureuse, surtout à la fin; que les urines sont blanches, muqueuses, quelquefois sanguinolentes, et qu'elles charrient des parcelles écailleuses; que l'exercice un peu prolongé, que toute secousse un peu forte, à pied, à cheval, en voiture, exaspèrent les douleurs; que ces douleurs, répondant le plus souvent au périnée, à l'anus, au col vésical, se propagent aux reins, en suivant le trajet des uretères, et vers l'extrémité du gland; qu'elles vont aux testicules et qu'elles y déterminent des rétractions; que le malade est tourmenté d'insomnies, et, qu'à un degré plus avancé, le dépérissement et la fièvre hectique surviennent, précurseurs de la mort; en un mot, que le sujet présente la plupart de ces signes rationnels de la pierre, il faut, sans autre préparation que celle que je viens d'indiquer, recourir à la lithothlibie.

Elle se pratique suivant deux procédés.

# PREMIER PROCÉDÉ.

Il est des malades qui ont une répugnance excessive pour le cathétérisme. Par ce premier procédé, on pourra leur épargner ou au moins ajourner cette petite opération.

Les signes rationnels du calcul étant bien constatés, le rectum ayant été vidé et la vessie contenant de l'urine ou de l'injection, on place le malade debout, les jambes écartées, ou couché sur le dos, les cuisses écartées, comme pour le deuxième procédé ; on introduit, l'un après l'autre et avec douceur, dans le rectum ou dans le vagin, un ou deux doigts huilés ou graissés ; on explore le bas-fond de la vessie avec le bout des doigts ; on les replie en crochet et, en tirant à soi, on amène le calcul contre la partie postérieure du pubis, où on le comprime, ou bien, contre le périnée ou le côté du méat urinaire, comme dans le petit appareil, et on l'écrase entre le pouce et les autres doitgs.

Si c'est un calcul de la première catégorie que l'on a rencontré, cette pression aura suffi pour l'écraser ; l'opération sera faite sans que le malade ait eu à supporter même le cathétérisme. Les doigts seront retirés, et le malade rendra les débris de son calcul en urinant. C'est le procédé le plus simple, celui qui répugnera le moins au malade.

Mais quoi, diront bien des chirurgiens, est-ce ainsi qu'on prétend guérir de la *pierre*; est-ce sérieusement qu'un pareil procédé est conseillé ?

Je sais que je heurte les idées reçues ; que l'incrédulité du grand nombre accueillera ma proposition. Je sais qu'instinctivement, en quelque sorte, et sans que la réflexion soit appelée à contrôler ce sentiment, l'idée qu'on rapporte de l'école, celle que l'on conserve dans la pratique, c'est qu'en pensant au calcul urinaire, à la *pierre*, il s'agit d'un corps dur, du caillou presque, et que mon premier procédé est en contradiction avec le moyen de traitement qui doit découler de cette manière de voir.

C'est aux lithotomistes eux-mêmes que je laisserai la parole pour répondre à cette objection. Je n'ai pour cela qu'à rappeler ce qu'ont dit Deschamps, Sabatier, Boyer, que je me suis borné à citer (p. 24 et suiv.), lorsque j'aurais pu en invoquer tant d'autres.

Ces auteurs, avec tous les lithotomistes, enseignent qu'il y a des *pierres* si fragiles, si friables qu'elles se brisent au moindre attouchement, au simple contact, sous le plus léger effort; qui s'écrasent entièrement et se réduisent en sable ou en bouillie; qu'il arrive qu'après les avoir reconnues avec la sonde, on ne les retrouve plus, au bout de quelque temps; qu'elles ont disparu après cette exploration; que ces *pierres*, d'un volume quelquefois considérable, se rencontrent souvent.

S'il est quelqu'un d'une autorité supérieure à celle de ces grands chirurgiens, qu'il repousse, avec leurs enseignements, mon premier procédé. Sinon qu'on reconnaisse que, contre un nombre de calculs, indéterminé encore, mais qui doit être considérable, puisqu'ils se présentent souvent, ce procédé doit être efficace pour guérir beaucoup de calculeux, sans autre opération. Quelque étrange que le fait paraisse aujourd'hui, avec les idées reçues, l'avenir démontrera la réelle puissance de cette opération, et ce ne sera pas une faible conquête pour la thérapeutique des calculeux.

C'est par les mots impropres que s'engendrent les idées confuses, les notions fausses, d'où découlent les applications erronées. Est-ce que l'anatomiste m'enseignera que la colonne vertébrale, que la cage pectorale sont formées d'*os* dont les uns sont durs et les autres mous? Est-ce qu'il n'appellera pas os ce qui l'est réellement et fibro-cartilages ce qui n'est pas os? Est-ce que, dans les os longs il confondra l'épiphyse, chez les jeunes sujets, et le cartilage qui les terminent, avec la partie osseuse, le tout sous le nom d'os, les uns durs les autres mous? Pourquoi le chirurgien me donnera-t-il donc de fausses notions en confondant sous le nom de *pierre*, qui me représente un corps dur, un caillou, les boues urinaires, les masses mollasses, spongieuses, crayeuses des phosphates, les corps plus consistants des calculs uriques, des calculs alternants dans lesquels il y a de l'oxalate de chaux, et enfin les corps réellement pierreux comme des cailloux, formés d'oxalate de chaux pur?

Qu'on me permette encore une comparaison malgré son étrangeté. Ainsi, qu'on ait habitué, soi, ses lecteurs et ses élèves, à désigner, de tout temps, sous le nom unique de *pierre* le granit, le silex, le calcaire, la craie, les graviers et les sables boueux, en distinguant seulement que parmi ces *pierres* les unes sont très dures, les autres très molles, et que, trouvant les esprits dans cette disposition, quelqu'un vienne avancer qu'il y a de ces *pierres* qu'on peut disjoindre, émietter avec le rateau, avec le balai. Je serai bien surpris si, dans le grand nombre, il n'en vient pas tout de suite pour contredire, dominés par le mot de *pierre*, et par l'idée du granit qui exige la mine, du silex et du calcaire qui ne cèdent qu'au marteau; sans songer à la craie qui se laisserait racler sans choc, par le rateau, ni aux sables boueux qui disparaîtraient devant le balai. Quoi, s'écrieraient-ils aussi, attaquer, disjoindre, pulvériser les *pierres* avec le rateau, avec le balai, est-ce sérieux?

Oui, je le soutiens, avec toute l'énergie de la conviction, les boues urinaires, — qu'il ne faudrait plus appeler ni *calculs*, ni *pierres*, pour éloigner enfin les fausses idées, — qui donnent au malade les mêmes incommodités, les mêmes souffrances, les mêmes tourments, quelquefois plus violents encore, que les *calculs*, que les *pierres* les plus dures, seront combattues efficacement et instantanément par ce simple procédé, et une foule de calculeux seront guéris par cette opération. J'ai de plus la persuasion que tel qui, de prime abord, aura été porté à repousser mon procédé, à ne pas croire à sa valeur, en deviendra un adepte après y avoir réfléchi, et avoir ramené son esprit sur tout ce que j'ai exposé.

Mais si ce n'est pas à des boues urinaires que le sujet doit sa maladie, si la pression par ce procédé n'a pas suffi, si le calcul qu'on a reconnu avec les doigts offre trop de résistance, il faut tenter le deuxième procédé lithothlibique.

Le cathétérisme, préliminaire jusqu'ici obligé de toute opération contre le calcul vésical pour confirmer le diagnostic que suggèrent les signes rationnels, sera fréquemment, pour le lithothlibiste, un temps d'exploration et une manœuvre de guérison, en le combinant avec la pression sur les doigts dans le rectum, lorsque le malade portera un calcul de la deuxième classe.

Cette investigation par la sonde ne sera, pour l'opérateur par la lithothlibie, qu'un moyen accessoire de diagnostic, car c'est surtout au toucher par le rectum qu'il devra la connaissance de l'existence et des divers états des calculs.

Mais avant de décrire ce procédé, il faut dire la préparation qu'il exige, dans quelques cas.

Si cette exploration, si cette seconde tentative de lithothlibie, comme on voudra l'appeler, a montré que le calcul, comprimé entre la sonde et les doigts, est trop résistant pour céder immédiatement à la pression lithothlibique, qu'il doit d'abord être ramolli et subir l'action dissolvante des lithontriptiques, alors commence la préparation réelle, indispensable du malade pour certains cas de lithothlibie. Cette préparation je ne la demanderai qu'aux eaux alcalines ou acidules-alcalines.

Le ramollissement des calculs par la pile voltaïque, par exemple, comme moyen de préparation à la lithothlibie, ne saurait être recommandé par moi. Il est vrai que, d'après les expériences de MM. Dumas et Prévost, des calculs attaqués, hors de la vessie, sont devenus friables sous l'action de la pile. Gruithuisen dit que peu de calculs résistent à une pile composée de trois cents couples. Peut-être parviendra-t-on, quoique cela paraisse bien douteux aujourd'hui, à employer efficacement la pile sur les pierres, pendant qu'elles sont dans la vessie, sans léser cet organe, et alors ce moyen viendrait en aide à la lithothlibie. Mais l'emploi de la pile ne sera jamais, quoiqu'il arrive, à la portée du commun des praticiens, et c'est d'un adjuvant pouvant devenir aussi vulgaire, par sa simplicité, que l'opération elle-même, que je dois réclamer la ressource pour la lithothlibie.

Préparation Lithontriptique. — Si la saison, la distance et la fortune du malade le permettent, il sera envoyé aux eaux thermales. C'est le parti préférable à cause de l'action plus puissante des eaux prises à leur source, qu'employées au loin, quelque soin qu'on donne à leur conservation, et de l'influence bienfaisante que le changement de lieu et de régime exerce sur l'esprit et sur le corps du malade.

A défaut des eaux naturelles, on estime qu'une solution gazeuse de bicarbonate de soude, à quatre ou cinq grammes par litre d'eau, est la meilleure préparation pour les remplacer.

Mais faut-il préférer les alcalines ou les alcalines-acidules? A mon avis cette question n'a pas une grande importance, parce que l'indication essentielle est d'obtenir la dissolution du mucus qui lie les parties salines des calculs, afin d'arriver à la disgrégation de leurs éléments; parce que c'est par les alcalis qu'on obtient ce résultat, et que l'alcalinité est le caractère essentiel de ces deux classes d'eaux.

D'ailleurs, par la décomposition dans l'estomac des carbonates que les eaux alcalines contiennent, on obtient la séparation de l'acide carbonique qui, absorbé et entraîné par la circulation, peut alors porter sur les calculs, dans la vessie, l'action demandée.

Mascagni nous dit qu'ayant examiné son urine, il y trouva un acide libre, qu'il reconnut être de l'acide urique. Il se mit à faire usage du carbonate de potasse; dès qu'il en eut avalé, il se produisit un dégagement considérable de gaz acide carbonique, qui se fit sentir à la bouche; et Brande déclare avoir retrouvé l'acide carbonique dans l'urine des personnes qui le prennent à l'intérieur.

Cependant s'il est vrai que les acides, et l'acide carbonique en particulier, ont été donnés avec avantage contre certains calculs, et je ne suis pas disposé à contester cette opinion admise par divers auteurs, tels que Priestley, Saunders, Falconner, Fourcroy et Vauquelin, ni les deux observations de guérison par l'eau de Seltz, rapportées par Laizon, de Toulouse ; s'il est vrai, dis-je, que la diathèse et les calculs uriques soient mieux combattus par les eaux essentiellement alcalines, et que la diathèse et les calculs phosphatiques cèdent plus facilement aux alcalines-acidules, qu'il soit bon par conséquent d'avoir contre cette dernière espèce de calculs une plus grande quantité d'acide carbonique à leur opposer, la préférence pourra être donnée aux alcalines-acidules pour ces derniers cas, parce qu'à l'acide carbonique qui se dégage dans l'estomac, par la décomposition des carbonates, s'ajoute celui qu'elles contiennent à l'état libre.

Il est une autre considération sur le mode d'agir et sur la cause de l'efficacité des eaux alcalines et des alcalines-gazeuses qu'il ne faut pas perdre de vue, c'est qu'à l'action qu'elles exercent sur les pierres par leurs principes constitutifs, s'ajoute celle qui provient du lavage des calculs par la quantité considérable d'urine qui traverse la vessie, abondance d'urine due à la propriété diurétique de ces eaux, et à la quantité qui en est absorbée en boissons et en bains. On n'a pas oublié ce que j'ai dit (p. 31) de l'effet des urines abondantes pour la dissolution des calculs, quelle que soit la boisson ou la maladie à laquelle cette abondance est due.

Disons, en passant, quels signes distinctifs on donne des deux diathèses, afin de rendre plus facile le choix des eaux.

Dans la diathèse lithique, les urines rougissent le papier de tournesol; elles ont une couleur foncée; leur pesanteur est plus grande que dans l'état de santé; elles laissent déposer habituellement un sédiment rougeâtre cristallisé; opaques quelquefois au moment de leur évacuation, elles deviennent transparentes après quelques instants de repos. Les malades, parfois sujets à une surabondance d'acide dans l'estomac, se plaignent de rapports aigres.

Dans la diathèse phosphatique, les urines verdissent le sirop de violettes; généralement abondantes, elles sont un peu opaques et présentent un aspect analogue à celui du petit-lait; leur pesanteur est faible; elles laissent déposer un sédiment pulvérulent jaunâtre, mêlé à du mucus, et elles passent rapidement par tous les degrés de la décomposition putride; alors leur odeur est infecte.

Que la préférence ait été accordée aux eaux alcalines, si les urines du malade sont acides, aux eaux acidules-alcalines, si les urines sont alcalines, c'est en boisson et en bains qu'elles devront être employées.

Je ne saurais recommander leur usage en injections dans la vessie quelque mitigées qu'on les administre. Envoyées directement dans cet organe, que son état de maladie rend plus sensible, elles doivent augmenter son irritation, lui être plus incommodes encore que l'urine dont il supporte si mal la présence, et le déterminer à réagir immédiatement pour se débarrasser de ce corps étranger. L'injection ne pourrait par conséquent exercer aucune action sur le calcul, à cause de son court séjour dans la vessie et du faible degré d'alcalinité auquel elle aurait dû être administrée. Son seul effet serait d'aggraver l'irritation de cet organe.

Tandis qu'employées en boisson et en bains, les eaux

arrivent à la vessie après avoir subi, dans leur parcours à travers le corps, une élaboration, une sorte d'assimilation vitale, qui leur a fait perdre le caractère de corps étranger, en conservant cependant à leurs éléments un degré de force suffisant pour agir efficacement sur le calcul; se renouvelant sans cesse, elles baignent et lavent le calcul dans une quantité bien plus grande de liquide qu'on ne l'obtiendrait par l'injection.

Le centre et le nord de la France présentent, aux calculeux de ces régions, des eaux de ces deux classes, bien connues et jouissant, de longue date, d'un grand renom pour leur guérison; celles par exemple de Vichy, dans l'Allier; de Contrexeville, dans les Vosges; de Forges, dans la Seine-Inférieure, etc.

Le midi en est bien pourvu aussi, et le département des Pyrénées-Orientales, en particulier, en offre dont la renommée est moins répandue au loin, mais dont l'efficacité est aussi éprouvée par les calculeux de cette région. Ce sont les eaux alcalines, faiblement sulfurées, de La Preste, et les eaux acidules-alcalines-ferrugineuses du Boulou. Je ferai une chose utile en les signalant, dans ce travail, à l'attention des praticiens, sous le rapport de leur composition et de leur mode d'emploi. J'ai déjà parlé de la valeur lithon-triptique de celles de La Preste, et tout ce qu'on a écrit sur les eaux de Vichy s'applique aux eaux du Boulou, dont la composition est semblable, à tel point que le professeur Béchamp, après les avoir analysées, a surnommé Le Boulou, le Vichy du Midi.

Si le malade atteint de diathèse urique est envoyé à La

Preste, il y trouvera des eaux d'une parfaite digestibilité. On a vu des baigneurs en prendre jusqu'à vingt et vingt-cinq verrées par jour. Mais on n'arriverait pas impunément à ces hautes doses sans beaucoup de précaution. Il est prudent même de n'en boire qu'une verrée chaque fois, et de débuter par quatre ou six verrées en un jour.

Marcé (oper. cit.), qui en avait une longue expérience, dit que si certains peuvent les prendre pures, d'autres doivent les boire mélangées avec un peu de lait, de sirop, de décoction de quelque simple, et souvent avec un purgatif ou une pilule altérante.

Prises en bains, à la température de 33º centigrades, ces eaux déterminent un mouvement sudorifique très prononcé; mais cette sueur, loin d'affaiblir les malades, leur donne plus de force et plus de souplesse dans les membres.

Leur composition, d'après l'analyse d'Anglada, est la suivante, pour un litre :

|  |  | gr. |
|---|---|---|
| 1º | Glairine | 0,0103 |
| 2º | Hydro-sulfate de soude | 0,0127 |
| 3º | Carbonate de soude | 0,0397 |
| 4º | Carbonate de potasse | traces |
| 5º | Sulfate de soude, après correction | 0,0206 |
| 6º | Chlorure de sodium | 0,0014 |
| 7º | Silice | 0,0121 |
| 8º | Carbonate de chaux | 0,0009 |
| 9º | Sulfate de chaux | 0,0007 |
| 10º | Carbonate de magnésie | 0,0002 |
| 11º | Perte | 0,0051 |
|  | Total | 0,1337 |

(Oper. cit., p. 166.)

D'après l'analyse du docteur Vincent, membre du Conseil supérieur de Santé de la Marine, faite en 1867, par ordre de Son Excellence le Ministre de la Marine, qui les fréquente, ainsi que d'autres officiers supérieurs, leur composition est, pour un litre :

$$
\begin{array}{lr}
\text{Azote} & 9^{cc}\ 0 \\
\text{Oxigène} & 1.\ 7
\end{array}
$$

|  |  | gr. |
|---|---|---|
| 1° | Monosulfure de sodium (anhydre) | 0,005 |
| 2° | Bicarbonate de chaux | 0,031 |
| 3° | Bicarbonate de magnésie | 0,007 |
| 4° | Chlorures de magnésium, de sodium | 0,009 |
| 5° | Silicates alcalins | 0,039 |
| 6° | Sulfate de soude | 0,027 |
| 7° | Fer | traces |
| 8° | Matière organique | 0,009 |
| 9° | Perte | 0,011 |
|  |  | 0,138 |

Le docteur Ferrand, dans une excellente thèse (Montpellier, 1850) sur l'emploi de ces eaux dans les maladies des voies urinaires et de l'affection calculeuse, dit qu'elles activent d'une manière très énergique la sécrétion urinaire, même par l'usage seul des bains; que, dès le deuxième jour, elles changent la nature des urines et commencent à leur enlever leur acidité, pour les rendre alcalines, blanches et limpides après le quatrième jour, et que les mucosités, rendues plus abondamment d'abord, disparaissent tout-à-fait au bout de trois ou quatre jours.

Si le malade ayant des urines alcalines est envoyé au Boulou, il y trouvera une eau qui, au dire du professeur Béchamp, de la Faculté de Montpellier, est plus facilement supportée que l'eau de Vichy. D'après de nombreux exemples, dont il a été témoin, certains malades ont pu en boire, dans la matinée, jusqu'à vingt-quatre verrées, et, dans la journée, un volume qui n'est pas moindre de dix litres, sans compter ce qui avait pénétré par absorption dans les bains. Ce sont là des excès qui aideraient certainement d'une manière puissante la dissolution des calculs par un lavage énergique, mais qu'aucun médecin ne conseillerait.

Anglada compare cette eau à celle de Spa, sur laquelle il lui donne la supériorité pour la richesse en carbonate alcalin : « Pendant que cent pouces cubes d'eau de Spa, « dit-il, ne contiennent que six à sept grains de carbonate « de soude, suivant Bergman, et à peine un gramme, sui- « vant le docteur Jonnes, celle du Boulou en offre près de « cinq grammes. »

Voici quelle est sa composition d'après l'analyse de ces deux chimistes :

**Analyse par Anglada des deux sources du Boulou, pour un litre ou 1.000 centimètres cubes.**

|  | Du Boulou | De St-Martin de Fenouillar. |
|---|---|---|
| Acide carbonique | c. c. 611,3 | c. c. 750 |
| Carbonate de soude | gr. 2,431 | gr. 2,787 |
| Sulfate de soude | traces | 0,019 |
| Carbonate de soude | 0,852 | 0,321 |
| Carbonate de chaux | 0,711 | 0,418 |
| Carbonate de magnésie | 0,215 | 0,159 |
| Carbonate de fer | 0,032 | 0,050 |
| Potasse | » | traces |
| Silice | 0,131 | 0,106 |
| Matière organique | » | 0,022 |
| Total des produits | 4,405 | 4,019 |
| Température | 17°,5c | 16°,25c |
| Celle de l'air étant à | 15°,0c | 18°,75c |

### Analyse de M. Béchamp, faite en 1863.

*Tableau comparatif de la composition des eaux du Boulou et de celles des principales sources de Vichy.*

Pour un litre d'eau :

|  | BOULOU. Température 17°. | HAUTERIVE. Température 15°. | CÉLESTINS. Température 12°. |
| --- | --- | --- | --- |
|  | gr. | gr. | gr |
| Acide carbonique libre | 2,341 | 2,183 | 1,299 |
| Bicarbonate de soude | 3,321 | 4,687 | 4,101 |
| — de potasse | 0,081 | 0,189 | 0,231 |
| — de lithine | traces | traces | » |
| — de strontiane | ? | 0,003 | 0,005 |
| — de baryte | 0,002 | » | » |
| — de chaux | 4,311 | 0,432 | 0,699 |
| — de magnésie | 0,525 | 0,501 | 0,511 |
| — de manganèse | 0,001 | traces | traces |
| — de protoxyde de fer | 0,013 | 0,017 | 0,011 |
| Sulfate de soude | 0,001 | 0,291 | 0,311 |
| Phosphate de soude | 0,001 | 0,016 | traces |
| Arséniate de soude | traces | 0,002 | 0,003 |
| Chlorure de sodium | 0,880 | 0,531 | 0,550 |
| Alumine | 0,001 | » | » |
| Acide nitrique | traces | » | » |
| — borique | traces | traces | traces |
| — silicique | 0,078 | 0,071 | 0,065 |
| Oxydes de cobalt et de nickel | traces | » | » |
| — de cuivre | 0,00015 | » | » |
| Matière organique | traces | traces | traces |
|  | 8,563 | 8,050 | 7,805 |
| Résidu fixe par litre | 4,71 | 4,96 | 4,808 |

(Extrait du *Montpellier Médical*, tome X, n° 4.)

Les urines par leur aspect et leur composition, pendant l'usage de ces deux natures d'eau, seront comme la pierre de touche pour faire reconnaître quelle nature de calcul on a à combattre, et par quelle opération il faut l'attaquer.

N'entraînent-elles que des mucosités sans aucune parcelle terreuse, c'est à un calcul insoluble, à un calcul d'oxalate de chaux que l'on a affaire. Il faut renoncer à l'attaquer par les lithontriptiques. La lithotritie, s'il est très petit; la taille périnéale, s'il a environ 50 milli., et la taille sus-pubienne s'il est plus volumineux, sont la seule ressource à lui opposer.

Par contre, les urines troubles et floconneuses, dès l'emploi de ces eaux, ont-elles dans leur dépôt des matières terreuses, c'est un calcul soluble que le malade porte, et on peut le combattre avec succès par l'aide de la lithothlibie, si le dépôt terreux est abondant; par le secours de la lithotritie, s'il l'est beaucoup moins.

Lors donc que par l'usage des eaux les urines de troubles, floconneuses et terreuses seront devenues blanches et limpides, qu'elles ne charrieront plus, la préparation lithontriptique sera assez avancée, sinon sur tout le calcul, au moins sur ses parties superficielles, pour qu'une nouvelle tentative de lithothlibie soit faite, afin de détacher les portions ramollies. Elle sera répétée successivement, après chaque apparition d'urines troubles remplacées par des urines limpides, pendant l'usage des eaux, jusqu'à ce que le calcul, ainsi ramolli et écrasé progressivement, ait été complétement détruit et expulsé.

L'action bienfaisante de ces eaux aura eu pour effet, non seulement de ramollir le calcul et de le rendre friable, mais aussi de diminuer la sensibilité de la vessie, et de rendre la lithothlibie, déjà si bénigne, plus facilement supportable encore.

Après cette préparation lithontriptique, on pourra essayer de nouveau le premier procédé, et, s'il est impuissant, on recourra au deuxième procédé, dont je vais donner la description.

# DEUXIÈME PROCÉDÉ.

Instruments. — Il ne faut point pour la lithothlibie le nombre des instruments compliqués que la taille et la lithotritie réclament, et surtout ceux, à mécanismes si divers et si fragiles, qu'on ne cesse d'inventer pour la lithotritie, sans qu'elle en devienne beaucoup moins dangereuse et beaucoup plus efficace.

La sonde courbe ordinaire, d'argent, pour homme, pour enfant ou pour femme, instrument familier à tous les praticiens, et une petite seringue, composent tout l'arsenal de la lithothlibie.

Cette simplicité sera-t-elle un titre favorable aux yeux de tous? Non, peut-être. N'est-il pas beaucoup d'esprits qui n'ont de goût et de prédilection que pour ce qui porte en soi beaucoup de complication, et qui estiment toute chose, non par son utilité, mais par ce qu'elle peut présenter de bien étrange?

Une seule modification de la sonde ordinaire pourrait peut-être devenir utile, sans que j'en reconnaisse cependant la nécessité. Une cannelure la rendrait moins glissante sur le calcul; mais comme c'est sur des calculs mous ou ramollis que la pression doit se faire, et que cette pression doit être modérée, ce glissement n'est pas à prévoir, et on ne doit pas se prémunir pour l'éviter.

La sonde à double courant, en vue de l'expulsion des détritus ne serait pas utile, en général. Trop volumineuse et trop gênante dans le canal de l'urètre, elle ne procure aucun avantage; car il suffit du jet naturel des urines pour l'expulsion des détritus, à moins qu'on n'ait affaire à un sujet dont la vessie est paralysée ou paresseuse. L'urètre libre, canal vivant et contractile, donnera toujours un passage plus large et plus facile aux débris du calcul, que l'un des conduits de la sonde. C'est par d'abondantes boissons diurétiques et par des bains qu'il faut, en augmentant la quantité des urines, chercher à entraîner les détritus, et à laver en quelque sorte la vessie.

Situation. — La position à donner au malade doit varier un peu avec l'âge, et avec l'état de la prostate et du bas-fond de la vessie.

L'enfant très jeune peut être placé comme autrefois pour l'opération par le petit appareil. Un aide, assis sur une chaise élevée, le reçoit couché sur ses genoux, couverts d'un coussin. Les fesses de l'enfant portent sur le bord de l'oreiller. Ses cuisses sont écartées l'une de l'autre et ses bras sont placés dans leur intervalle. L'aide saisit de chaque main le poignet et le bas de la jambe du malade et le contient dans cette situation, ou bien on le place comme je vais le dire pour l'adulte et comme je l'ai fait dans mes opérations.

Plus âgé, le malade doit être couché sur le dos, au bord d'un lit, ou d'un meuble élevé couvert d'un matelas, le corps sur un plan plus ou moins incliné, suivant les besoins de l'opération, pour amener la pierre vers la partie antérieure du bas-fond de la vessie. Il faudra rarement placer le malade debout, même celui qui a la prostate volumineuse et le bas-fond très déprimé. Les pieds reposeront sur des chaises pour relever les cuisses, tenues écartées. Des aides ne sont pas plus nécessaires pour cette opération que pour le simple cathétérisme. Cependant, pour les enfants et pour les sujets pusillanimes, deux aides, l'un à droite, l'autre à gauche, peuvent être utiles pour contenir le malade, en le saisissant par les genoux et par les bras, près des épaules.

MANŒUVRE. — Le malade, ainsi placé et contenu, ayant le rectum vide et, dans la vessie, assez d'urine pour permettre le jeu de la sonde entre ses parois et le calcul, le chirurgien exécute le cathétérisme (que je ne crois pas avoir besoin de décrire, tout praticien en connaissant la manœuvre), avec la sonde, bouchée à son pavillon, pour ne pas laisser sortir l'urine. La sonde étant arrivée dans la vessie, l'opérateur reste à la gauche du malade ou se place devant lui entre ses cuisses, selon sa convenance. Il fait injecter dans la vessie un peu de liquide émollient, si le malade n'a pas eu soin de garder son urine, ou s'il en a laissé trop échapper par des efforts, pendant le cathétérisme.

L'opérateur introduit alors dans le rectum, lentement, avec douceur, l'un après l'autre, l'indicateur et le médius de la main gauche, bien graissés ou huilés, la paume de la main tournée vers la vessie, pendant qu'il continue à tenir, de la main droite, la sonde dans cet organe.

Ces deux temps exécutés, il cherche le calcul, en combinant les mouvements des deux mains, et il le place, dès qu'il l'a trouvé, entre la sonde et les deux doigts, plus ou moins écartés, suivant son volume.

Le calcul ainsi tenu entre la sonde et les doigts, l'opérateur le comprime et l'écrase, en modérant sa pression de manière à ne pas fatiguer la vessie. Lorsqu'il l'a senti céder, et que la sonde arrive sur ses doigts de la main gauche, sans autre intermédiaire que la cloison recto-vésicale, il la relève et la porte, à droite et à gauche, pour exercer de nouvelles pressions, afin de bien disjoindre et d'écraser successivement toutes les portions du calcul.

Si le calcul est friable au deuxième degré, s'il est de ceux qui s'écrasent sous une faible pression, quelques compressions légères suffiront pour le disjoindre et pour mettre ses débris en état d'être expulsés avec les urines, par le canal de l'urètre. La sonde et les doigts seront retirés et l'opération sera terminée en aussi peu de temps qu'il en faut pour la décrire. Une seule et courte séance aura suffi quelquefois sans que la vessie en soit fatiguée.

Avant de retirer la sonde une injection émolliente pourra être faite dans la vessie, si l'on veut que les détritus soient expulsés immédiatement; sinon, on attendra que les urines, rendues abondantes par un bain et par des boissons, les entraînent un peu plus tard.

La pression devant être modérée et ne jamais être poussée au point de contondre la muqueuse vésicale, l'opérateur s'arrêtera, dans ses tentatives d'écrasement, dès qu'il aura reconnu que le calcul n'est pas assez friable pour être écrasé sans l'action préalable des lithontriptiques, et il mettra son malade à l'usage des eaux alcalines naturelles ou artificielles avant de renouveler son opération.

Contre les calculs de la troisième classe, les séances seront renouvelées par intervalles, pour détacher successivement les couches superficielles, au fur et à mesure qu'elles seront ramollies et privées de leur mucus par les lithontriptiques. Quelquefois l'emploi du premier procédé sera suffisant pour achever la disgrégation commencée par les lithontriptiques. La limpidité des urines, je l'ai déjà dit, troubles avant et pendant les premiers jours de l'emploi des eaux alcalines, indiquera que le moment est venu de faire de nouvelles tentatives. De la sorte, les couches sous-jacentes se trouveront à leur tour exposées à l'action directe et immédiate des agents dissolvants, jusqu'à ce qu'enfin on arrive, par l'emploi alternatif de la lithothlibie et de la lithodialysie, à la destruction complète du calcul.

Ainsi, ces deux méthodes se prêteront un mutuel secours. La dissolution des calculs sera hâtée par l'aide de la lithothlibie, et terminée avant que la constitution du malade souffre de l'usage trop prolongé des eaux alcalines seules, et la lithothlibie, secondée à son tour par ces eaux, trouvera les calculs friables plus promptement et en plus grand nombre.

Si le calcul, au lieu d'être libre, est pédiculé ou retenu dans une vacuole, dans un chaton, vers le bas-fond, à portée des doigts, ou dans l'extrémité vésicale des uretères, il faut, dans les mêmes conditions et avec les mêmes soins que pour le calcul libre, le presser et l'écraser, dans ces situations, entre les doigts et la sonde; mais il restera quelquefois, dans ces cas, à seconder la sortie des débris de leur loge, de la manière que je vais le dire.

Une description à part n'est pas nécessaire pour l'opéraration chez la femme. J'ai montré que la disposition des organes la rendait plus facile encore que chez l'homme. C'est dans le vagin que les doigts sont introduits si l'on opère sur une femme, et dans le rectum si c'est sur une fille vierge.

SUITES DE L'OPÉRATION.

L'irritation de la vessie après l'opération ne sera jamais assez grave, lorsqu'il y en aura, pour exiger d'autres soins que des boissons émollientes et des bains.

Dans tous les cas où la vessie fonctionne bien, il suffit de favoriser l'expulsion des détritus résultant de l'opération, par les bains et les boissons abondantes. Mais lorsque, faible ou paralysée, elle est impuissante pour s'en débarrasser par sa propre action, il faut y subvenir par des injections pratiquées avec la sonde à double courant, pendant que les doigts placés dans le rectum agitent le détritus déposé dans le bas-fond de la vessie, et le mèlent au liquide qui l'entraîne mieux avec lui.

Si quelque fragment du calcul avait échappé à l'opération, et s'était engagé dans l'urètre, sans pouvoir le franchir, il faudrait, ou l'écraser sur place entre le bout de la sonde et le doigt, ou le repousser dans la vessie, suivant la position qu'il occuperait, et l'y soumettre à l'écrasement; car, primitivement ou secondairement, il serait déjà assez friable pour le subir.

Quant aux graviers un peu gros et durs qui, mêlés à du mucus, forment ces boues lithiques de la première catégorie, lorsque les urines ne les entraîneront pas promptement, ou qu'ils ne passeront pas facilement, sans secours, par l'urètre, l'opérateur pourra aller les saisir dans la vessie et les extraire avec la pince de Hunter, manœuvrée d'une seule main et guidée dans ses recherches par les doigts de la main gauche, dans le rectum.

Dans ce but, j'ai fait adapter à ma pince de Hunter deux anneaux fixés sur la canule, pour recevoir l'indicateur et le médius, et un troisième anneau articulé, à l'extrémité de la pince, pour recevoir le pouce. Par cette disposition une seule main suffit pour la manœuvrer. Le pouce, dans l'anneau de la pince, la fait sortir de la gaîne ou l'y fait rentrer, et les doigts, placés dans les anneaux de la canule, la maintiennent fixe en sens inverse de ces mouvements. L'anneau articulé de l'extrémité de la pince pouvant se rabattre permet l'introduction du mandrin pour écraser, si besoin est, le fragment ou le gravier entre les mors de la pince que la vis de pression maintient immobile dans la canule.

Les suites de la lithothlibie ne peuvent être que bénignes. On doit préjuger, sans craindre que l'expérience vienne plus tard donner un démenti, qu'elle n'entraînera généralement aucun accident de quelque gravité. J'appuie avec confiance cette prévision sur mon observation personnelle, quoique bornée encore, et sur le raisonnement.

Exempte des suites dangereuses de la lithotomie et de la lithotritie, que j'ai signalées en appréciant ces opérations, elle pourra, exceptionnellement, déterminer des orchites, des accès de fièvre, des accidents nerveux, chez ces sujets, heureusement fort peu nombreux, chez qui le simple contact des instruments, le cathétérisme, même avec une simple bougie flexible, les font naître.

A part donc ce petit nombre de complications, très rares, et inévitables par toute méthode chez de pareils sujets, la lithothlibie s'offrira au malade et au médecin comme un moyen de guérison prompt, sûr, facile et inoffensif.

# OBSERVATIONS.

### Quelques mots préliminaires avant d'en venir au récit de mes observations.

Le contingent personnel d'opérations par la lithothlibie que j'apporte à l'appui de mes démonstrations est faible sans doute; mais c'est bien pour elles qu'on doit dire *que les faits doivent être pesés et non comptés, pour en avoir la valeur réelle.*

Si mon apport personnel est nécessairement faible, ne se grossit-il pas, d'une manière imposante et faite pour convaincre, de celui de tous les grands chirurgiens lithotomistes, de tous les temps, et de celui, plus récent, des chirurgiens lithotritistes?

Ne sont-ce pas des écrasements de calculs, des opérations de véritable lithothlibie, tous ces cas *fréquemment, souvent* rencontrés, par les lithotomistes de toutes les époques, que tous les traités de chirurgie relatent, où les calculs se sont écrasés au moindre attouchement, au simple contact des instruments (voir page 24); ces cas nombreux de lithotritie où les séances, dites d'exploration, ont été des séances de guérison tant la friabilité des calculs était grande ?

M'écarterais-je de la vérité, si je disais que, bien des fois, chez des individus présentant les signes rationnels de la pierre, on l'a écrasée, sans s'en douter, en cherchant à la reconnaître par le cathétérisme et que le malade s'est trouvé guéri à l'insu du chirurgien; si je disais que, dans certains

de ces cas malheureux, où des hommes, habiles pourtant
et distingués par leur savoir et par leur expérience, ont
taillé des malades chez lesquels le cathétérisme, joint aux
signes rationnels, avait fait constater la présence du calcul,
qu'ils n'ont plus trouvé après avoir fait la taille et pénétré
dans la vessie, il avait été écrasé par le contact seul du cathéter dans l'exploration et ses débris étaient sortis inaperçus?

Outre tout ce que j'ai dit à ce sujet, page 25, j'invoque, à
l'appui de cette opinion, ce passage remarquable de Boyer :

« Plusieurs fois on a vu des malades tourmentés par une
« pierre dont la présence avait été constatée par le cathé-
« térisme, être tout à coup délivrés de tous les accidents
« qu'ils éprouvaient, et la sonde introduite de nouveau
« dans la vessie n'y a pu trouver le calcul dont le volume
« était trop considérable pour qu'il pût sortir par les voies
« naturelles ; dans ce cas, le changement si favorable que
« le malade éprouve dépend presque toujours d'un déplace-
« ment du calcul qui, de mobile qu'il était, est devenu
« immobile, soit en s'engageant dans une cavité ou natu-
« relle ou accidentelle, soit de toute autre manière qu'il
« serait difficile d'expliquer. » *(Oper. cit.,* p. 290.)

Remarquons, à la fois, la certitude de l'existence et de
la disparition du calcul, et l'invraisemblance de l'explication hypothétique donnée par Boyer, d'un calcul volumineux, ne pouvant sortir par les voies naturelles, qui se
cache dans une cavité inconnue, où personne ne le décou-
vre, où il ne cause plus ni gêne ni douleur, et l'impossibi-
lité qu'il avoue d'expliquer comment le calcul volumineux
a pu disparaître, lorsque, en dégageant son esprit de cette
idée de *pierre,* de corps dur, qui exige une grande force
pour son écrasement, l'explication de cette disparition est

si simple et si vraie, en disant que ce calcul volumineux était de ceux qui *s'écrasent sous le plus léger effort, au simple contact de l'instrument, qui se réduisent en sable ou en bouillie*, comme il l'a enseigné lui-même (pages 289 et 403), et qui, dans cet état de dissolution, s'échappent avec les urines, inaperçus du malade guéri ainsi par une véritable lithothlibie.

Je suis donc autorisé à dire que la lithothlibie, à sa naissance, s'appuie déjà sur la sanction des siècles, et qu'elle est riche de l'expérience de tous les chirurgiens qui nous ont précédés.


## PREMIÈRE OBSERVATION.

Henri Joffre, âgé de trois ans et demi, fils de Vincent Joffre, tonnelier à Rivesaltes, me fut présenté en avril 1842.

Cet enfant, d'une frêle constitution et d'une maigreur extrême, urinait avec difficulté depuis longtemps; le jet était souvent interrompu avant que l'émission de l'urine fût complète; il avait un besoin fréquent d'uriner; il souffrait des douleurs très vives, se roulait à terre, poussait des cris déchirants.

Son père, qui vit dans une belle aisance et qui n'avait que ce garçon, était décidé à partir pour aller demander, à Montpellier, la guérison de ce fils, dont la maladie avait été méconnue, si je ne pouvais pas la lui procurer.

Je déclarai sur ces signes que cet enfant devait avoir un calcul dans la vessie, et je remis au lendemain pour en acquérir la certitude en le sondant. Je voulus me donner la satisfaction de confirmer le diagnostic et d'opérer, en même temps, la guérison, si je rencontrais un calcul friable au premier degré.

Mes idées sur la friabilité immédiate ou médiate des calculs et sur la lithothlibie étant bien arrêtées, j'annonçai que l'enfant serait probablement guéri sans opération sanglante, peut-être même très promptement, en une seule séance. Je prescrivis un lavement pour le lendemain matin, afin de vider le rectum. Je recommandai de donner à boire au petit malade et de tâcher de l'empêcher d'uriner, pendant quelque temps, avant mon arrivée.

Le lendemain, ces prescriptions ayant été exécutées, je fis coucher l'enfant sur une commode élevée, couverte d'un coussin, le siége près de son bord. Deux aides lui tinrent, d'une main le corps, et de l'autre, les cuisses relevées horizontalement et écartées.

J'introduisis dans la vessie la sonde ordinaire d'argent bouchée à son pavillon, et dans le rectum l'indicateur gauche huilé. Je pris le calcul entre la sonde et le doigt, et je pressai. Il céda, je puis dire, sans presque attendre la pression, et sans résister assez pour me permettre d'évaluer son volume. Je comprimai trois ou quatre fois ces débris, en déviant, à droite et à gauche, le doigt et la sonde, et je retirai l'un et l'autre.

Mon opération était finie: elle avait duré moins d'une minute, et l'enfant s'était peu agité. Il urina tout de suite; le liquide sortit trouble, et un dépôt de sable et de mucosités fut trouvé dans le vase. L'urine sortit désormais sans difficulté et sans douleur, continuant à charrier pendant deux jours. On recueillit, en tout, environ une cuillerée à bouche de sable, mêlé de trois graviers gros comme des lentilles.

L'opération faite, cet enfant cessa de souffrir; sa guérison fut complète; aucun accident ne suivit cette bénigne et courte séance; aucun soin postérieur ne fut nécessaire. Ce sujet est mort à l'âge de 24 ans, sans récidive calculeuse.

## DEUXIÈME OBSERVATION.

Le 25 août 1853, Antoine Aspart, enfant âgé de quatre ans et demi, fils de Jérôme Aspart, cultivateur, habitant une métairie, à Salses, me fut présenté par sa mère.

Cette femme me raconta que son fils, qui jusque-là avait offert les apparences d'un enfant robuste et s'était bien porté, avait été pris, vers la fin du mois de septembre 1852, d'une fièvre intermittente tierce, qui avait résisté longtemps à un traitement par le sulfate de quinine; que, dans le mois de février suivant, il avait commencé à se plaindre de douleurs vers les parties génitales, à se tirailler la verge, à replier ses jambes en crochet, dans le lit, à se comprimer le périnée avec les talons, disant éprouver du soulagement par cette manœuvre; que, la maladie augmentant, il avait eu de plus en plus de la difficulté à uriner, et avait éprouvé des besoins fréquents de le faire; que, maintenant, pour expulser une petite quantité d'urine chaque fois, il se livrait à des efforts tels que sa face devenait vultueuse, et que les yeux semblaient devoir sortir des orbites; qu'alors l'intestin faisait hernie, et que l'urine et les excréments sortaient à la fois; qu'on n'avait jamais remarqué qu'il rendît du gravier.

Cet enfant était dans un état cacochyme. Pendant le peu de temps qu'il resta dans mon cabinet, il tint constamment la main sur son penis, qu'il tiraillait, et il fut pris d'un besoin pressant et irrésistible d'uriner. Il expulsa, avec de grands efforts et en pleurant, un peu d'urine et d'excréments, et je constatai que ces efforts avaient amené une chute du rectum de plus de six centimètres, que le petit malade réduisit lui-même, lorsque le besoin d'uriner fut satisfait.

A ces signes rationnels, il était facile de diagnostiquer l'existence d'un calcul dans la vessie. Je renvoyai au 20 août pour compléter le diagnostic par le cathétérisme, et pour opérer par la lithothlibie s'il y avait lieu. Je prescrivis un bain et de la tisane dans l'intervalle, et un lavement pour ce jour-là.

Cet enfant m'ayant été ramené le jour indiqué, je le fis placer sur une table, le siége près du bord, la tête soutenue par un oreiller; un aide à droite, un autre à gauche, lui tinrent le bassin, et les cuisses relevées et écartées ; un troisième lui maintint le corps et les mains croisées sur la poitrine, car, très indocile et très hargneux, il s'agita beaucoup dès qu'il fut couché.

Je pris la sonde ordinaire d'argent et je commençai à l'introduire; à peine était-elle arrivée dans la portion membraneuse de l'urètre que ce petit malade, qui s'agitait et criait toujours, se mit, malgré mes exhortations, à faire les plus grands efforts pour uriner. L'urine s'échappa autour de la sonde, qui était bouchée à son pavillon, le rectum sortit et un peu d'excréments fut expulsé.

La vessie me paraissant peu disposée à conserver une injection, que je n'avais pas d'ailleurs fait préparer, le malade étant très indocile et devant repartir pour la campagne, je me décidai à passer outre et à tenter l'écrasement, pour peu que la sonde pût se mouvoir dans la poche urinaire.

L'intestin étant réduit, je terminai le cathétérisme, et j'introduisis mon indicateur gauche huilé, dans le rectum.

La vessie presque vide et contractée laissait peu de jeu à la sonde. Cependant, je rencontrai tout de suite le calcul dans le bas-fond. Je le comprimai entre l'indicateur et la convexité de la sonde, sans qu'il m'offrit de résistance, et je sentis sur le champ l'instrument sur le doigt, sans autre intermédiaire que les parois de la vessie et du rectum. Je renouvelai ces légères pressions dans des sens différents, à droite et à gauche, et je m'arrêtai lorsque je ne trouvai qu'un amas qui ne formait plus corps ; je retirai le doigt et la sonde : j'évaluai que ce calcul était du volume d'une aveline.

Abstraction faite du retard qu'occasionnèrent les efforts pour uriner, et la sortie du rectum, cette opération de lithothlibie n'exigea pas une minute. Je prescrivis des bains, de la tisane de lin ; je recommandai de recueillir les urines et les graviers qu'elles entraîneraient, et de me ramener le malade au bout de cinq ou six jours.

Le petit opéré, monté sur un âne, fut immédiatement reconduit à la métairie, qu'il habite encore aujourd'hui (en 1868), à plus d'un myriamètre de distance de Rivesaltes. Il ne me fut présenté de nouveau que le 15 septembre. Il avait sensiblement gagné en forces, en coloration et en chairs ; il n'avait été nullement fatigué par le voyage ; il s'était, le soir de l'opération, couché et endormi sans se plaindre, contrairement à son habitude. Les urines avaient coulé dès ce jour avec plus de facilité, plus d'abondance et sans douleur. Il allongeait les jambes dans le lit, ne cherchait plus à comprimer le périnée avec les talons et ne tourmentait plus sa verge. Aucun accident n'avait suivi l'opération. Il avait bu de la tisane pendant les premiers jours, mais on ne lui avait pas donné de bain, parce qu'il n'avait plus souffert.

L'enfant livré à lui-même ayant uriné presque toujours dans la campagne, on avait à peine recueilli de l'urine. Cependant il avait remarqué qu'il rendait du gravier, et il avait dit à sa mère : Vous serez contente maintenant que je rends la pierre par morceaux. La veille encore du jour où je le vis pour la dernière fois, il était venu lui porter deux petits graviers qu'il avait retirés du méat urinaire en faisant ses besoins dehors. On n'avait conservé en tout que huit petits graviers ou plutôt grains de sable, qu'à leur couleur rougeâtre, je jugeai devoir être composés d'acide urique.

Je me disposai à faire ce jour-là une nouvelle exploration, et, s'il le fallait, une seconde séance de lithothlibie. Je fis placer le petit malade sur la table; il se mit à pleurer et à uriner. Je remarquai que l'émission se faisait par un beau jet, sans interruption, sans effort, et que la procidence du rectum était moins forte.

L'ayant placé comme dans la première séance, je le sondai et j'introduisis l'indicateur dans le rectum. J'opérai cette fois encore dans la vessie vide et resserrée. Je ne découvris plus de corps étranger. Tout le calcul avait été écrasé dans la première séance, et expulsé avec les urines depuis lors.

Je revis cet enfant au bout d'un mois : il n'avait plus rendu de gravier; il ne souffrait plus; il urinait, comme avant sa maladie, sans effort et sans chute du rectum, qui ne se produisait plus que dans la défécation. Cette procidence, traitée par les lotions astringentes, avait beaucoup diminué de longueur; les forces et l'embonpoint étaient revenus. Il n'y a pas eu de rechute calculeuse.

Cette opération de lithothlibie, quoique faite dans des conditions défavorables, dans une vessie presque vide, a cependant été exécutée avec rapidité, sans aucun accident consécutif, au point que, le malade souffrant moins qu'avant l'opération, on s'est dispensé de suivre mes prescriptions, et qu'il a pu, au sortir de mes mains, faire à âne un voyage de plus d'un myriamètre, sans qu'il en soit résulté ni douleur ni fatigue dans les voies urinaires, et le succès a été tel qu'une très courte séance a suffi pour obtenir une guérison complète.

Les calculs que j'ai eu à combattre, dans ces deux cas, étaient de ceux que j'ai rangés dans la première catégorie; ils étaient composés d'un amas de petits graviers liés entre eux par des mucosités ou des boues lithiques, et dont une simple pression avec les doigts dans le rectum, suivant mon premier procédé, aurait produit la disgrégation si, alors, moins imbu de l'idée de résistance, par l'usage habituel de l'expression consacrée de *pierre*, je l'avais imaginé et je l'avais employé.

Pourra-t-on venir encore, après tout ce que j'ai exposé, m'objecter que de pareils calculs ne sont pas assez fréquents pour que la lithothlibie devienne une opération usuelle; que le hasard m'a fait tomber sur des calculs tout-à-fait exceptionnels, et comme il ne s'en est présenté que bien peu, sans doute, dans la pratique de nos devanciers en lithotomie et en lithotritie? N'ai-je pas suffisamment combattu et ruiné cette objection, la plus forte qu'on pût opposer à la lithothlibie? Que le lecteur veuille bien reporter son attention sur tout ce que j'ai dit ci-avant, pour se convaincre de son inanité, s'il ne l'est déjà complétement.

# APPRÉCIATION DE LA LITHOTHLIBIE.

**Si,** en terminant, je cherche à préciser le rôle réservé à la lithothlibie dans le traitement des calculs vésicaux, à apprécier sa valeur et son avenir, je reconnais en elle une opération exempte de difficultés pour le chirurgien, et de dangers pour le malade; se classant parmi les manœuvres les plus simples de la chirurgie, et entrant, dès l'abord, dans le domaine de la pratique vulgaire; simplifiant la cure des calculeux, en donnant le moyen à tous les praticiens d'attaquer la maladie à sa naissance, de détruire un nombre considérable de calculs dès leur apparition, avant qu'ils aient acquis des proportions embarrassantes pour toutes les méthodes, et avant que l'altération des organes soit venue ajouter une complication fâcheuse; offrant une guérison certaine à la majorité des calculeux; les dispensant de se soumettre, sinon exceptionnellement, à l'opération si redoutable de la cystotomie; réalisant, dans une grande proportion, cette belle espérance d'une guérison assurée et sans dangers, sans manœuvre sanglante, que la lithotritie avait fait concevoir à sa naissance, et qu'elle n'a pu tenir dès qu'elle s'est heurtée aux achoppements de la pratique, malgré les inventions, les perfectionnements d'instruments ingénieux, et tellement nombreux, qu'en peu d'années l'arsenal chirurgical a été plus augmenté par elle que par toutes les autres opérations, en plusieurs siècles.

La lithothlibie dépouille la lithotritie du plus beau lot de son domaine, de celui des calculs friables, où elle cueillait ses plus belles palmes; elle transporte la guérison des calculeux de ces rares régions, de ces grands centres de population où exercent les hommes d'un grand savoir et d'une grande habileté, dans les campagnes, dans les lieux de la pratique vulgaire, dans les moindres bourgades, partout en un mot où il y a un modeste officier de santé sachant sonder. Elle met à la portée du plus pauvre comme du plus riche calculeux, du plus courageux comme du plus pusillanime, un moyen de guérison exempt de douleur et de danger.

Désormais on ne devra plus voir des calculeux taillés pour des calculs friables, et succomber à la suite de cette opération, comme les annales de la science en offrent des exemples trop fréquents, lorsque, par la lithothlibie, ils pourront en être délivrés promptement et sans péril pour leurs jours.

Qui nierait, pour n'en citer qu'un seul exemple, que le sujet taillé aussi habilement que possible, suivant la méthode latéralisée, par un chirurgien éminent, à l'hôpital Beaujon, pour un calcul très friable que les tenettes brisèrent dès l'abord, qui succomba, le neuvième jour de l'opération, à une cystite, due sans doute à l'introduction plusieurs fois répétée des tenettes pour chercher et extraire les débris du calcul, qui nierait, dis-je, que ce calculeux eût été délivré de sa pierre, facilement et sans accident, par la lithothlibie? (*Journal hebdom.*, année 1828, page 502.) Combien ne compte-t-on pas d'autres malades qui, sans être tous aussi malheureux, ont eu cependant à supporter les angoisses des préparatifs, les souffrances de l'opération de la taille et de ses suites, pour des calculs tellement friables qu'ils avaient été écrasés par le cathétérisme explorateur, et qu'on ne retrouvait pas, pendant cette terrible opération faite inutilement ?

Finalement, la lithothlibie et les lithontriptiques, s'aidant et se complétant par leur combinaison, viennent ouvrir un nouvel horizon pour le traitement des calculeux. Là où la lithothlibie devrait s'arrêter devant des calculs trop durs pour céder tout de suite à sa pression modérée, les lithontriptiques donneront à ces pierres la friabilité nécessaire pour être écrasées; là où les lithontriptiques seuls exigeraient un emploi tellement prolongé que la constitution des calculeux en souffrirait, où des pierres renfermant peu de mucus ne se disjoindraient pas si une force étrangère ne venait les désagréger, la lithothlibie, par ses manœuvres inoffensives, répétées par intervalles, dépouillant graduellement le calcul des couches superficielles ramollies, rendra successivement les parties profondes plus promptement accessibles à l'action lithontriptique.

Être délivré immédiatement et comme instantanément de son calcul, s'il est friable au premier degré; s'en voir débarrasser dans quelques séances inoffensives, avec l'aide des lithontriptiques, s'il est moins friable; être guéri, dans ces cas, sans passer par une épreuve douloureuse et périlleuse : tel est donc, j'en ai la confiance, l'avenir que la lithothlibie prépare aux calculeux, et qu'elle réalisera, lorsque, bien appréciée et plus répandue, elle aura pris la large place qui lui appartient dans le domaine de la pratique.

C'est par un appel à ceux de mes honorables confrères qui pratiqueront la lithothlibie que je termine.

Je les prie de donner à leurs observations la publicité de la presse médicale, ou de vouloir bien me les communiquer, à Rivesaltes (Pyrénées-Orientales).

La propagation de la lithothlibie est un service à rendre à l'humanité : je les convie à y concourir avec moi.

# TABLE DES MATIÈRES.

## OPÉRATION.



### PREMIER PROCÉDÉ.



### PRÉPARATION AU DEUXIÈME PROCÉDÉ.

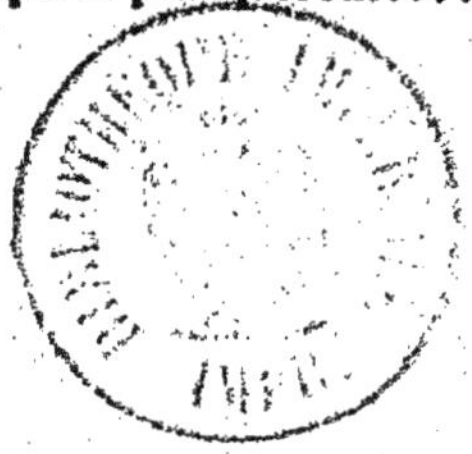


**FIN DE LA TABLE.**

www.ingramcontent.com/pod-product-compliance
Ingram Content Group UK Ltd.
Pitfield, Milton Keynes, MK11 3LW, UK
UKHW021234230726
13926UKWH00003B/1441